Lehr- und Forschungstexte
Psychologie 8

Herausgegeben von
D. Albert, K. Pawlik, K.-H. Stapf und W. Stroebe

Eckhard M. Steinmeyer

Depression und gelernte Hilflosigkeit

Empirische Untersuchungen zur Kausalattribution
von Erfolgs- bzw. Mißerfolgserlebnissen
depressiver Subgruppen im klinischen Feld

Springer-Verlag
Berlin Heidelberg New York Tokyo 1984

Autor

Eckhard Michael Steinmeyer
Medizinische Fakultät der Technischen Hochschule Aachen
Goethestr. 27–29, D-5100 Aachen

ISBN 3-540-13453-0 Springer-Verlag Berlin Heidelberg New York Tokyo
ISBN 0-387-13453-0 Springer-Verlag New York Heidelberg Berlin Tokyo

Das Werk ist urheberrechtlich geschützt. Die dadurch begründeten Rechte, insbesondere die der Übersetzung, des Nachdrucks, der Entnahme von Abbildungen, der Funksendung, der Wiedergabe auf photomechanischem oder ähnlichem Wege und der Speicherung in Datenverarbeitungsanlagen bleiben, auch bei nur auszugsweiser Verwertung, vorbehalten.
Die Vergütungsansprüche des § 54, Abs. 2 UrhG werden durch die ‚Verwertungsgesellschaft Wort', München, wahrgenommen.

© Springer-Verlag Berlin Heidelberg 1984
Printed in Germany

Die Wiedergabe von Gebrauchsnamen, Handelsnamen, Warenbezeichnungen usw. in diesem Werk berechtigt auch ohne besondere Kennzeichnung nicht zu der Annahme, daß solche Namen im Sinne der Warenzeichen- und Markenschutz-Gesetzgebung als frei zu betrachten wären und daher von jedermann benutzt werden dürften.

Druck- und Bindearbeiten: Beltz Offsetdruck, Hemsbach/Bergstr.
2126/3140-543210

INHALTSVERZEICHNIS

	VORWORT	1
1.	EINLEITUNG	3
1.1.	Die SELIGMANsche Theorie der "Learned-Helplessness" als Erklärungsmodell depressiven Erlebens und Verhaltens	4
1.2.	Klinische Bewährung der SELIGMANschen Hilflosigkeitstheorie	16
2.	FRAGESTELLUNG	21
2.1.	Zur empirischen Faßbarkeit von Attributionsmustern im klinischen Feld	22
3.	UNTERSUCHUNG I (U I)	25
3.1.	Zur Klassifikation depressiver Subgruppen	25
3.1.1.	Klinische Klassifikation	25
3.1.2.	Untersuchungsdesign von U I zur Erfassung der Kausalattributionsstruktur	27
3.1.3.	Zur operationalen Klassifikation der depressiven Patienten	29
3.2.	Inferenzstatistische Analyse des Attributionsmusters von Erfolgs- bzw. Mißerfolgserlebnissen auf dem Wege der direkten Skalierung	45
3.2.1.	Unabhängige Variablen	45
3.2.2.	Abhängige Variablen	46
3.2.3.	Ergebnisse von U I	48

4.	**UNTERSUCHUNG II (U II)**	77
4.1.	Meßtheoretische Überlegungen zur Skalierung von Attributionsmustern	77
4.2.	Indirekte Skalierung	80
4.2.1.	Zur multidimensionalen Skalierung individueller Urteilsdifferenzen	80
4.2.2.	Das "Individual Difference Model for the Multidimensional Analysis of Preference Data"	83
4.2.2.1.	Spezifizierung der Methode	88
4.2.3.	Datenerhebung von U II	89
4.2.3.1.	Konsistenzanalyse der Paarvergleichsurteile	93
4.3.	Ergebnisse der multidimensionalen Individualskalierung von Attributionsmustern zum Zeitpunkt der ersten Datenaufnahme	95
4.3.1.	Impressionistische Analyse der idiographischen Individualdaten	101
4.3.2.	Diskriminanzanalytische Aggregierung der Einzelbeobachtungen	104
4.4.	Ergebnisse der multidimensionalen Individualskalierung der Attributionsmuster zum Zeitpunkt der zweiten Datenaufnahme	109
4.4.1.	Impressionistische und inferenzstatistische Analyse der Daten der zweiten Aufnahme	113
5.	**UNTERSUCHUNG III (U III)**	119
5.1.	Fragebogen zur Erfassung von Attributionsstilen (FAS)	119
5.2.	Durchführung der Fragebogenuntersuchung	121
6.	**INTEGRATION UND DISKUSSION DER ERGEBNISSE**	128
6.1.	Zur Spezifität des Kausalattributionsverhaltens klinisch-depressiver Subgruppen	130

6.2.	Zur prämorbiden Verankerung depressionsgenerierender Attributionsmuster klinisch-depressiver Subgruppen	136
6.3.	Kausalattributionsverhalten, "negative cognitive set", Inkompetenz und therapeutische Konsequenzen	141
7.	KRITIK UND AUSBLICK	145
8.	ZUSAMMENFASSUNG	148
9.	LITERATUR	153
	ANHANG	173
	UNTERSUCHUNG I	175
	FRAGEBOGEN ZUR ERFASSUNG VON ATTRIBUTIONSSTILEN	185
	NAMENVERZEICHNIS	194
	SACHVERZEICHNIS	197

VORWORT

Die Arbeit beschäftigt sich mit experimenteller Grundlagenforschung auf dem Gebiet der Depressionen. Die Theorie der gelernten Hilflosigkeit von SELIGMAN wurde in den 70er Jahren ausgehend von tierexperimentellen Untersuchungen in den USA zunächst als Erklärungsmodell für depressives Verhalten und Erleben vorwiegend an subdepressiven Studenten entwickelt und gilt als das z.Z. empirisch best-fundierte Erklärungsmodell von Depressivität im Bereich der klinischen Psychologie. In den letzten Jahren haben SELIGMAN und seine Mitarbeiter eine Reformulation ihrer Theorie vorgelegt, die ihrer Theorie auch eine klinisch-psychopathologische Relevanz geben soll. Danach ist nicht mehr allein die Hilflosigkeitssituation und deren gehäuftes Auftreten in der Biographie eines Individuums ausschlaggebend für die neurotische Depression, sondern ein kognitiver Verarbeitungsprozeß dieser Situationen im Sinne einer Ursachenanalyse oder Ursachenzuschreibung (Kausalattribution) der Erfolgs- oder Mißerfolgserlebnisse, der Art, Intensität und Dauer der depressiven Symptomatik steuert.

Klinische Felduntersuchungen zu dieser neuen Theorie standen aus und so war es ein wichtiges Anliegen, dieser Frage der Verwendbarkeit für die Psychiatrie und die Psychopathologie im Speziellen nachzugehen.

Herr Dr. STEINMEYER hat sich mit großem persönlichen Engagement und gründlicher Sachkenntnis dieser Fragestellung in mehrjähriger klinischer Feldforschung angenommen und hat in der vorliegenden Schrift einen wesentlichen Beitrag zur Verwendbarkeit psychologischer Thesen im psychiatrischen Raum geleistet.

Diese Studie zur Grundlagenforschung der Depressionen möge nicht nur in der sachlichen Aussage gewertet, sondern auch als belebendes Signal für die fruchtbare Zusammenarbeit von Psychiatrie und fundierter Psychologie gesehen werden.

o.Prof. Dr. med. Wolfgang KLAGES, Aachen

DEPRESSION UND GELERNTE HILFLOSIGKEIT

E.M. STEINMEYER

Abteilung Psychiatrie der RWTH Aachen, Goethestraße 27-29, 5100 Aachen

1. EINLEITUNG

Die Theorie der "gelernten Hilflosigkeit" (Learned Helplessness) wird von SELIGMAN und Mitarbeitern (OVERMIER u. SELIGMAN 1967; SELIGMAN 1975; SELIGMAN u. MAIER 1967) als psychologisches Erklärungsmodell depressiven Verhaltens und Erlebens vorgestellt. Dieses Modell, das ursprünglich unabhängig von der Depressionsforschung in tierexperimentellen Laboratorien entwickelt wurde (FRUMKIN u. BROOKSHIRE 1969; MAIER u. TESTA 1975; MASSERMAN 1971; PADILLA et al. 1970; SELIGMAN et al. 1975; THOMAS u. DEWALD 1977; vgl. ausführliche Übersicht bei MAIER u. SELIGMAN 1976), später an subdepressiven College-Studenten zu einem allgemeinen Depressionsmodell weiter ausgebaut wurde (FOSCO u. GEER 1971; GATCHEL u. PROCTOR 1976; GLASS u. SINGER 1972; HIROTO 1974; HIROTO u. SELIGMAN 1975; KLEIN et al. 1975; RACINSKAS 1971; RODIN 1976; ROTH u. BOOTZIN 1974; ROTH u. KUBAL 1975; THORNTON u. JACOBS 1971) und in seiner Reformulation durch SELIGMAN und Mitarbeiter (ABRAMSON et al. 1978) auch als Erklärungsmodell klinischer Depression präsentiert wird, hat in den letzten zehn Jahren vorwiegend im anglo-amerikanischen Raum zu einer umfangreichen experimentellen Forschung geführt und gilt als das komplexeste und experimentell best-fundierte psychologische Erklärungsmodell der Depressivität. Da es in der folgenden Arbeit um die Überprüfung der Relevanz des SELIGMANschen Hilflosigkeitsmodells für klinische Depressionen geht und dieser Aspekt erst durch die Reformulation der Theorie angemessen berücksichtigt ist, sei hier nur der neueste Stand der SELIGMANschen Theorie ausführlicher referiert.

1.1. Die SELIGMANsche Theorie der "Learned-Helplessness" als Erklärungsmodell depressiven Erlebens und Verhaltens

Zentraler Begriff der ursprünglichen SELIGMANschen Theorie ist das Phänomen der "Hilflosigkeit". Dieses Phänomen wird in Situationen gelernt, in denen ein Individuum erfährt, daß bestimmte Ergebnisse seines Handelns unabhängig sind von seinen instrumentellen Möglichkeiten. Diese Erfahrung steuert dann die Erwartung über zukünftige "Response-Outcome-Relationen", generalisiert unter bestimmten Bedingungen auch über neuartige Situationen, und es kommt zu einem Lerndefizit, so daß ein hilfloses Individuum auch dann keine Einflußmöglichkeiten sieht, wenn diese real existieren. Zahlreiche tier- und humanexperimentelle Untersuchungen zum Hilflosigkeitsparadigma über einen Zeitraum von mehr als zehn Jahren (HAUTZINGER u. HOFFMANN 1979; HOFFMANN 1976; MAIER u. SELIGMAN 1976; SELIGMAN 1979; STEINMEYER 1980) haben übereinstimmend gezeigt, daß bei einem Individuum, bei dem experimentell Hilflosigkeit induziert wurde, ein apathisches Verhalten mit motivationalen, kognitiven und affektiven Defiziten meßbar wurde, Defizite, die auch typisch sind für das Verhalten und Erleben depressiver Patienten: "The cornerstone of the hypothesis is that learning that outcomes are uncontrollable results in three deficits: Motivational, cognitive and emotional.

The hypothesis is 'cognitive' in that it postulates that mere exposure to uncontrollability is not sufficient to render an organism helpless; rather, the organism must come to expect that outcomes are uncontrollable in order to exhibit helplessness. In brief, the motivational deficit consists of retarded initiation of voluntary responses and is seen as a consequence of the expectation that outcomes are uncontrollable. If the organism expects that its responses will not affect some outcome, then the likelihood of emitting such responses decreases. Second, the learned helplessness hypothesis argues that learning that an outcome is uncontrollable results in a cognitive deficit since such learning makes it difficult to later learn that responses produce that outcome. Finally, the learned helplessness hypothesis claims that depressed affect is a consequence of learning that outcomes are uncontrollable" (ABRAMSON et al. 1978, S. 50). SELIGMAN und Mitarbeiter haben stringente Kriterien für die Übertragbarkeit ihrer experimentellen Ergebnisse als Modell für die psychischen Störungen bei Depressiven vorgelegt. Es lassen sich vergleichbare physiologische und psychische Symptome, vergleichbare ätiologische Faktoren, vergleichbare therapeutische Ansätze und vergleichbare präventive Wirkungsmechanismen aufzeigen, sowohl bei "hilflosen" wie bei depressiven Individuen (siehe hierzu Tabelle 1).

In neuester Zeit haben VOGEL et al. (1983) die depressiogene Spezifität von experimentell indizierten Hilflosigkeitssituationen in ihrer Wirkung auf biochemische und pharmakologische Parameter untersucht und eine Reihe von detaillierten Befunden vorgelegt:

Tabelle 1: Zusammenfassung gemeinsamer Merkmale bei gelernter Hilflosigkeit und Depression (nach SELIGMAN 1979)

	HILFLOSIGKEIT	DEPRESSION
SYMPTOME	Passivität Schwierigkeiten zu lernen, daß Reagieren zu Erleichterung führt, verschwindet mit der Zeit, Mangel an Aggression, Gewichtsverlust, Appetitverlust, Libidoverlust, soziale Defizite, NA*-Mangel, cholinerge Dominanz, Magengeschwüre, Streß	Passivität, negative kognitive Einstellung, Zeitverlauf, nach innen gerichtete Feindseligkeit, Gewichtsverlust, Appetitverlust, Libidoverlust, soziale Defizite, NA*-Mangel, cholinerge Dominanz, Magengeschwüre (?), Streß, Hilflosigkeitsgefühle
URSACHE	Lernen, daß Reagieren und Verstärkung unabhängig sind	Überzeugung, daß Reagieren zwecklos ist
THERAPIE	Direktive Therapie: erzwungene Reaktion, die Verstärkung herbeiführt, Elektroschocktherapie, Zeit, Anticholinergika	Wiederherstellung der Überzeugung, daß Reagieren Verstärkung herbeiführt, Elektroschocktherapie, Zeit, NA*-Stimulantien
PRÄVENTION	Immunisierung durch Kontrolle über Verstärker	(?)

* NA = Noradrenalin

"Thus, noncoping, in contrast to coping, can produce in rats a variety of behavioral and biochemical changes that are indicative of depression in humans. A summary of these effects, from the literature and from our studies, is shown the next Table. Although an animal model cannot demonstrate all of the behavioral characteristics seen in human depression, it can demonstrate some of them. More importantly, such a model may exhibit many of the neurochemical changes associated with depression. If so, this model may be useful in screening new antidepressant drugs and may lead to a better understanding of the biological abnormalities underlying a behavioral **pathology**" (VOGEL et al. 1983, S. 12 f.).

Dennoch ist das ursprüngliche Hilflosigkeitsmodell von zahlreichen klinischen Psychologen und Psychiatern als unvollständig kritisiert worden (COSTELLO 1978; BUCHWALD et al. 1978; DEPUE u. MONROE 1978; HUSEMANN 1978; RIZLEY 1978; WORTMAN u. DINTZER 1978 u.a.). Besonders die sorgfältigen aus der klinischen Beobachtung gewonnenen phänomenologischen Analysen kognitiver Prozesse bei Depressiven von BECK (1967, 1974, 1977), die zu einer eigenen kognitiven Theorie der Depression geführt haben und neben dem "Negative Cognitive Set" das Phänomen des Selbstwertverlustes in den Mittelpunkt stellen, haben SELIGMAN aufgrund von experimentellen Untersuchungsergebnissen (z.B. RIZLEY 1978) zu einer Weiterentwicklung und Reformulation seiner Theorie gezwungen. Vorrangige Frage der Kritik ist: Wie kann eine Theorie, deren zentrales Postulat darin besteht, daß depressive Individuen ihre eigene Verantwortung und Kontrollmöglichkeit wichtiger Ereignisse unterschätzen, indem sie die Ursachen externen Faktoren außerhalb ihrer eigenen Kontrollmöglichkeiten zuschreiben, den Selbstwertverlust erklären, der ja eine Selbst-

Tabelle 2:   Model of Learned Helplessness (VOGEL et al. 1982)

Inescapable Shock   ("Life Event")

(Selective Effect)

Behavior	Pharmacology	Biochemistry
Poor learning of new task		
Reduced locomotor activity		
Lowered dominance		
Increased stress symptomatology (MI, ulcer, weight loss)		
decreased shock elicited aggression		
Strongly analgesic		
	Chlorpromazine (no effect)	
	Acute Imipramine (no effect)	
	Chronic Imipramine (effect)	
	Chronic Desimpramine (effect)	
	Chronic DOPA (effect)	
		Decreased NE in hypothalamus
		Higher and longer lasting levels of CAs and Corticosterone

verantwortung für das eigene Handeln voraussetzt? Besonders die angesprochenen Untersuchungen von RIZLEY (1978) haben daran zweifeln lassen, ob die ursprüngliche Theorie der gelernten Hilflosigkeit zur Erklärung von Depressionen ausreicht. Nach diesen Ergebnissen führen depressive Versuchspersonen (Vpn) Erfolge weniger auf ihre Fähigkeiten und Mißerfolge mehr auf ihre mangelnden Fähigkeiten bzw. mangelnde Anstrengung zurück als nicht depressive Vpn. Sie nehmen also durchaus einen Zusammenhang zwischen Ereignissen und ihren Eigenschaften bzw. Verhaltensweisen an, allerdings in einer für sie ungünstigen Weise. Wie kann weiter das Modell die verschiedene Syndromatik und verschiedenen Verläufe depressiven Geschehens erklären wie unterschiedliche Depressionstiefe, unterschiedliche Globalität und wie die unterschiedliche Chronizität von depressiven Phasenverläufen, die von sehr kurzzeitigen Phasen mit einer Neigung zur Spontanremission bis zu langen chronischen Verläufen variieren können? In ihrer Reformulation der Hilflosigkeitstheorie versuchen SELIGMAN und Mitarbeiter (1978) ihr Modell besser den empirischen Beobachtungen im klinischen Feld anzupassen. Hiernach soll die Ursachenexternalisierung nur noch für erwünschte positive Ereignisse gelten. Dagegen soll nun der Depressive sehr wohl negative Ereignisse auf das eigene Handeln zurückführen. Als zentraler Punkt der neuen erweiterten Theorie wird nun ein Attributionsprozeß angesehen: "Recently, however, investigators of human helplessness (BLANEY 1977; GOLIN u. TERRELL 1976) have become increasingly disenchanted with the adequacy of theoretical constructs originating in animal helplessness of understanding helplessness in humans. And so have we. We now present an attributional framework that resolves several theoretical controversies about the effects of uncontrollability in humans. ... In brief, we argue that when a person finds that he is helpless, he asks why he is helpless. The causal attribution he makes then determines the generality and chronicity of his helplessness deficits as well as his later self-esteem" (ABRAMSON et al. 1978, S. 50). Bei dem erweiterten Modell gehen die Autoren davon aus, daß die objektive Nichtkontrolle in einem ersten Schritt wahrgenommen wird und dann ein Attributionsprozeß stattfindet. Erst nach diesem Attributionsprozeß bilden sich Erwartungen über zukünftige Nichtkontrolle, die ihrerseits zu den Symptomen der gelernten Hilflosigkeit führen. Die Autoren unterscheiden dabei drei Dimensionen einer Matrix der Ursachenzuschreibung, wobei die beiden Dimensionen "internal - external" und "stabil - instabil" von den Attributionstheoretikern (HEIDER 1958; WEINER et al. 1971; Überblick siehe HERKNER 1980) übernommen wurden und eine dritte Dimension "global - spezifisch" hinzugefügt wurde. Diese drei Dimensionen werden als orthogonal zueinander aufgefaßt. Ein Mißerfolg (bad outcome) etwa in einer Leistungssituation kann hiernach zugeschrieben werden:

a) Einem Mangel an Fähigkeiten (lack of ability). Dies wäre im allgemeinen Fall, wenn mehrere Leistungsfunktionen in der Situation angesprochen werden, eine internale, stabile und globale Attribution, im speziellen Fall, wenn nur eine bestimmte Fähigkeit gefordert wird, eine internale, stabile und spezifische Attribution.

b) Einem Mangel an Anstrengung (lack of effort). Hier würde im allgemeinen Fall eine internale, instabile und globale Ursachenzuschreibung, im speziellen Fall in bezug auf eine bestimmte Situation eine internale, instabile und spezifische Attribution angenommen.

c) Die Aufgabe ist zu schwierig (the task being too difficult). Hier wird der Mißerfolg im generellen Fall auf eine externale, stabile und globale, im spezifischen Fall auf eine externale, stabile und spezifische Ursache zurückgeführt.

d) Glücklosigkeit (lack of luck). Hier erfolgt die Ursachenzuschreibung für den Mißerfolg auf externe, instabile und globale bzw. auf externale, instabile und spezifische Faktoren.

In Tabelle 3 ist ein Beispiel von ABRAMSON et al. (1978) wiedergegeben, wo die Möglichkeiten der Ursachenzuschreibung in leistungsbezogenen und sozialen Mißerfolgssituationen hinsichtlich der referierten drei Dimensionen aufgeführt sind. Dem Kausalattributionsprozeß nach der Dimension "internal - external" liegt nach SELIGMAN ein sozialer Vergleichsprozeß zugrunde. Wenn ein Individuum in eine Situation gebracht wird, in der es glaubt, daß es selbst keine Möglichkeit der Kontrolle habe, daß andere Individuen an seiner Stelle jene aber durchaus haben, so ist dies eine internale Attribution, woraus dann persönliche Hilflosigkeit resultieren kann. Kommt das Individuum zu der Auffassung, daß auch andere Individuen in dieser Situation demselben Verlust von Kontrollmöglichkeiten unterliegen würden, kommt es zu einer externalen Attribution und es entsteht universelle Hilflosigkeit. In beiden Situationen entsteht nach SELIGMAN Hilflosigkeit, wobei aber nur in der persönlichen Hilflosigkeit eine Verminderung des Selbstwertgefühls auftreten soll. Die Dimension "stabil - instabil" bezieht sich auf die zeitliche Beständigkeit von Nicht-Kontrollbedingungen. Wird die Nicht-Kontrolle auf stabile Ursachen zurückgeführt, dürfte die Erwartung der Nicht-Kontrolle stärker beeinflußt werden,

Tabelle 3: Formale Charakteristika von Attribution und einige Beispiele (nach ABRAMSON et al. 1978, S. 57)

Dimension	internal		external	
	stabil	instabil	stabil	instabil
global				
durchge-fallener Student	Fehlen der In-telligenz	Erschöpfung	ETS* gibt unfaire Tests	heute ist Freitag der 13.
zurück-gewiesene Frau	ich bin für Männer unattrak-tiv	meine Konver-sation ist manchmal für Männer lang-weilig	Männer müs-sen mit in-telligenten Frauen so-fort konkur-rieren	Männer ha-ben manch-mal zurück-weisende Launen
spezifisch				
durchge-fallener Student	Fehlen von mathemati-scher Fähigkeit	Mathematik-aufgaben kotzen mich an	ETS* gibt unfaire Mathematik-tests	der Mathema-tiktest war von Nr. 13
zurück-gewiesene Frau	ich bin für ihn un-attraktiv	meine Kon-versation langweilt ihn	er muß sofort mit intelli-genten Frauen konkurrieren	er war in zu-rückweisender Laune

* ETS = Educational Testing Service

so daß eine eher chronische Hilflosigkeitseinstellung entstehen würde. Die Generalisierung der Hilflosigkeit auf andere Bereiche hängt ab von der Spezifität oder Globalität der Ursachen, die das Individuum für seine Hilflosigkeit verantwortlich macht. Indem SELIGMAN nun sein erweitertes Modell auf Depressionen überträgt, stellt er zusammenfassend fest: "In summary, here is an explicit statement of the reformulated model of Depression:

1) Depression consists of four classes of deficits: motivational, cognitive, self-esteem, and affective.

2) When highly desired outcomes are believed improbable or highly aversive outcomes are believed probable and the individual expects that no response in his repertoire will change their likelihood, (helplessness) depression results.

3) The generality of the depression deficits will depend on the globality of the attribution for helplessness, the chronicity of the depression deficits will depend on the stability of the attribution for helplessness, and wether self-esteem lowered will depend on the internality of the attribution for helplessness.

4) The intensity of the deficits depends on the strength, or certainty of the expectation of uncontrollability and, in the case of the affective and self-esteem deficits, on the importance of the outcome (ABRAMSON et al. 1978, S. 68).

Obwohl SELIGMAN in seiner Theorie in erster Linie ein Erklärungsmodell für reaktive oder neurotische Depressionen sieht, glaubt er auch einen wesentlichen phänomenalen Faktor endogener Depressionen erfaßt zu haben, woraus therapeutische und prophylaktische Strategien entwickelt werden können: "Auch bei endogenen Depressionen kann eine Überzeugung von der eigenen Hilflosigkeit eine Rolle spielen, auch wenn diese nicht in der Folge explizit Hilflosigkeit induzierender Bedingungen entsteht. Ich habe den Verdacht, daß ein Kontinuum der Empfänglichkeit für diese Überzeugung dem endogen-reaktiven Kontinuum der Depression zugrundeliegt. Am extremen Ende der endogenen Depression wird das kleinste Hindernis bei Depressiven einen Teufelskreis von Überzeugungen in die eigene Unfähigkeit in Gang setzen. Am reaktiven Pol erzwingt erst eine Abfolge katastrophaler Ereignisse, denen das Individuum faktisch hilflos ausgeliefert ist, die Überzeugung, daß Reagieren zwecklos ist" (SELIGMAN 1979, S. 90).

Insgesamt kann das SELIGMANsche Depressionsmodell in Anlehnung an ABRAMSON et al. (1980), HAUTZINGER (1980) und SAUER u. MÖLLER (1980) thesenartig wie folgt zusammengefaßt werden:

1) Wenn ein Individuum wahrnimmt, daß subjektiv bedeutsame Ereignisse unabhängig von seinem auf Beeinflussung dieser Ereignisse gerichteten Handeln auftreten oder nicht (Nicht-Kontingenz zwischen Handeln und Ergebnis), dann resultiert daraus ein psychologischer Zustand, der mit "Hilflosigkeit" bezeichnet wird.

2) Bei wiederholter Erfahrung von Hilflosigkeitssituationen werden bestimmte Erwartungen etabliert, nämlich auch zukünftig ohne Kontrollmöglichkeiten, d.h. hilflos zu sein, auch wenn objektiv in einer neuen Situation die Möglichkeit einer Kontrolle besteht.

3) Die Erfahrung und die Erwartung von Nicht-Kontrolle führt zu motivationalen, kognitiven und emotionalen Defiziten, wie auch zu physiologischen und vegetativen Veränderungen, die den entsprechenden bei Depressiven zu beobachtenden Veränderungen ähnlich sind. Hilflosigkeit und Depression äußern sich als - unterschiedlich starke - motivationale, kognitive und affektive Defizite und in einem verminderten Selbstwertgefühl.

4) Wenn ein Individuum häufiger die Erfahrung von Nicht-Kontrolle macht, führt dies bei ihm zur Frage nach den Ursachen für die Hilflosigkeit. Die Art dieser Ursachenzuschreibung determiniert die Stärke der Erwartung künftiger Nicht-Kontingenz und damit Dauer, Intensität und Generalisierung der Hilflosigkeit oder Depression.

5) Die Ursachenzuschreibung kann auf drei Dimensionen vorgenommen werden:

A) Internalität   -   Externalität,
B) Stabilität   -   Instabilität,
C) Globalität   -   Spezifität.

A) Internal bedeutet, persönlich verantwortlich zu sein (personal helplessness), external bedeutet, daß die Nicht-Kontrolle an außerpersonalen Faktoren liegt und damit auch für andere Personen anzunehmen ist (universal helplessness). Die internale Attribution ist emotional belastender, da angenommen wird, daß kein eigenes Verhalten zur Beeinflussung der Ereignisse verfügbar ist und es daher an der eigenen Unfähigkeit liegen muß. Internale Attributionen führen zu affektiven Defiziten und zu einer Verminderung des Selbstwertgefühles.

B) Stabile und instabile Attributionen betreffen die zeitliche Erstreckung der Hilflosigkeit. Instabil bedeutet kurzfristige, nicht ständig auftretende Effekte. Stabil meint langfristige und wiederkehrende Erfahrungen. Stabile Attributionen führen zu einer chronischen Hilflosigkeitseinstellung.

C) Globale Attributionen verallgemeinern die Erfahrungen über viele andere Situationen. Spezifische Attribution heißt die Beschränkung der Erfahrung auf die spezifische Situation. Globale Attribution läßt die Hilflosigkeitserwartung generalisieren.

6) Depression ist somit zusammenfassend das Resultat der objektiven Erfahrung der Nicht-Kontrolle über subjektiv bedeutungsvolle Ereignisse. Diese Erfahrungen werden durch die Kausalattribuierung internaler, stabiler und globaler Faktoren kognitiv verarbeitet, was zu einer Mißerfolgserwartung hinsichtlich zukünftiger Ereignisse führt und damit zur Etablierung, Verschlechterung und Verfestigung des depressiven Erlebens und Verhaltens.

1.2. Klinische Bewährung der SELIGMANschen Hilflosigkeitstheorie

Fragt man nun nach der klinischen Relevanz der Theorie der gelernten Hilflosigkeit, so fällt ein Mangel an klinischen Felduntersuchungen auf. HAUTZINGER u. GREIF (1980) und HAUTZINGER u. HOFFMANN (1979) stellen in ihren Übersichten über Depressionsmodelle hinsichtlich der reformulierten Hilflosigkeitstheorie fest: "Zu diesem neuesten Stand der Theorie der gelernten Hilflosigkeit als Äquivalent zur Depression stehen bislang empirische Studien aus" (HAUTZINGER 1979, S. 45). Untersuchungen zur ursprünglichen Theorie wurden fast ausschließlich an subdepressiven College-Studenten durchgeführt. Kriterium für die Depressivität der Studenten war in der Regel der Testscore im Depressionsinventar von BECK, wobei der Mittelwert der "depressiven" Gruppe oftmals noch unter dem Mittelwert lag, der als Erwartungswert für leichte klinische Depressionen von BECK angegeben wird. Darüber hinaus ist das BECKsche Depressionsinventar an psychiatrischen Patienten (Pat.) validiert worden, und es ist nicht geklärt, was dieses Verfahren bei normalen Vpn überhaupt mißt: "The typical experimental procedure has been to administer the BECK Depression Inventory (BECK 1967), a self-report scale of depression, and assign subjects to depressed or nondepressed groups on the basis of scale score. Although the validity of this scale has been established for psychiatric patients (BECK 1967; METCALFE u. GOLDMAN 1965), its validity has not yet been demonstrated for normals. Thus there is some question as to wether or not the nominally depressed subjects in the learned helplessness studies were depressed in a clinical sense. In any event, until a model of psychopathology has been adequately tested with a clinical population, its evaluation must be regarded as incomplete" (SMOLEN 1978, S. 91).

Neben diesem Mangel an Validität zur Erfassung klinisch relevanter Depressivität wird den experimentellen Depressionsstudien kritisch vorgehalten, daß sie von einem homogenen depressiven Syndrom ausgehen, während im klinischen Feld verschiedene Subklassen depressiver Störungen zu beobachten sind. Empirische Untersuchungen zur Frage, ob die Theorie der Hilflosigkeit für alle Subgruppen oder nur für bestimmte depressive Gruppen gilt, fehlen: "Recent research on the depressive disorders has attempted to delimit clinical heterogeneity through the delineation of subgroups based on differences in symptoms,

clinical course characteristics, genetic and biological variables, and treatment response factors. The important question for researchers is to which subgroup the learned helplessness model is applicable, and how the concept of helplessness interrelates with other suspected etiologic factors associated with the various subtypes of depressive disorders" (DEPUE u. MONROE 1978, S. 4).
LINDEN (1979) aus der Berliner Depressionsforschungsgruppe stellt hinsichtlich der empirischen Depressionsforschung in bezug auf die SELIGMANsche Theorie folgende Thesen auf:

"1. Bei psychologischer Forschung zum Thema Depression erscheint eine genaue Differenzierung verschiedener Untergruppen von depressiven Störungen unerläßlich, bzw. die verschiedenen Untergruppen depressiver Störungen sollten jeweils als eigene Phänomene eine spezifische psychologische Bearbeitung erfahren.

2. Unter der Vorstellung einer Mehrdimensionalität sowohl hinsichtlich der Phänomenologie wie Ätiologie psychischer Störungen stellen psychologische Beschreibungskategorien eine Dimension dar, die beschreibbar ist und die in ihrer Bedeutsamkeit für die Entstehung, für den Verlauf und für die Therapie empirisch zu prüfen ist.

3. Die bislang aus den verschiedenen psychologischen Depressionstheorien ableitbaren Kategorien dürften - nach dem klinischen Eindruck - als Bedingungsvariable für die verschiedensten depressiven Unterformen von Relevanz sein. Empirische Forschung müßte jedoch hier erst geleistet werden" (LINDEN 1979, S. 124).

HAUTZINGER fragt, "ob die Analogie gelernte Hilflosigkeit als experimentelles Phänomen und Depression als äußerst heterogenes klinisches Erscheinungsbild überhaupt gelingen kann" (HAUTZINGER 1980, S. 20).

Neben diesen kritischen Bemerkungen, die im wesentlichen auf die Untersuchungspopulation der empirischen psychologischen Depressionsforschung zielen, soll nun noch auf Forderungen eingegangen werden, die sich speziell auf den attributionstheoretischen Ansatz der Hilflosigkeitstheorie von SELIGMAN beziehen. RIZLEY (1978), der empirische Untersuchungen zur Kausalattribution depressiver College-Studenten durchgeführt hat, verknüpft die Relevanz dieses Ansatzes für zukünftige Forschung im klinischen Feld mit der Forderung: "Future studies of the cognitive functioning of depressed individuals should examine groups exhibiting low levels of depression and high levels of other psychopathology. Only the use of controls of this type will permit inferences about cognitive changes specific to depressions" (RIZLEY 1978, S. 47).

Hier ergibt sich neben der Forderung nach Berücksichtigung der verschiedenen Grade der Depressionstiefe auch die Forderung nach psychiatrischen Kontroll-Gruppen, wobei sich die Depressionstheorie auch bei leicht depressiven Krankheitsbildern im Vergleich mit schwerer nicht depressiver Symptomatologie im psychiatrischen Feld bewähren muß.

Darüber hinaus zentriert sich das Forschungsinteresse auf die Frage, ob eine ggf. spezifische Form der Kausalattribution Depressiver als Effekt ihrer Depressivität, als Epiphänomen aufzufassen ist und damit einen phänomenalen Faktor darstellt, oder ob es ein Effekt der prämorbiden, zur Depression prädisponierten Persönlichkeit ist und somit einen ätiologischen Faktor zumindest für neurotische Depressionen darstellt: "ABRAMSON et al. have speculated that perhaps depressed people are predisposed toward making internal, stable and global attributions. But why? Are certain attributional styles more likely the result in depression than others? Or does depressed affect determine the way attributions are made? The authors have suggested the need for more research on these issues, and we agree. Longitudinal studies in which relationship between attributional style and depression is ascertained at several points in time would help resolve these questions" (WORTMAN u. DINTZER 1978, S. 86). HERRMANN (1981) stellt hinsichtlich der Zusammenhänge zwischen Depression und Kausalattribution fest: "Es ist möglich, daß Depression eine Prädisposition darstellt. Allerdings sind Kausalannahmen, ob Depressionen bestimmte Attributionsstile bewirken oder ob umgekehrt die unangemessenen Attributionsmuster zu depressiven Verstimmungen führen, beim jetzigen Stand der Forschung verfrüht" (HERRMANN 1981, S. 143).

ABRAMSON et al. (1980) stecken den Rahmen für zukünftige empirische Forschung hinsichtlich der klinischen Relevanz der reformulierten Hilflosigkeitstheorie mit der Forderung ab: "An important future task for investigators working with the reformulated helplessness hypothesis is to develop an adequate technology for measuring attributions and expectations" (ABRAMSON et al. 1980, S. 19).

2. FRAGESTELLUNG

Aus der dargestellten psychologischen Depressionstheorie der gelernten Hilflosigkeit von SELIGMAN zentriert sich das Interesse zu einer Überprüfung der klinischen Relevanz dieser Theorie im psychiatrischen Feld auf folgende Fragen:

1) Gibt es eine spezifische depressionstypische Form der Kausalattribution depressiver Patienten, die insoweit dekompensiert sind, daß sie stationäre psychiatrische Hilfe in Anspruch nehmen müssen, im Vergleich mit nicht-depressiven psychiatrischen Krankheitsbildern und psychisch Gesunden.

2) Für welche depressiven Subgruppen im klinischen Feld ist die von SELIGMAN vorhergesagte Attributionsstruktur als typisch zu sichern.

3) Ist diese spezielle Form der Kausalattribution ein Effekt der Depressivität und somit ein Epiphänomen der Depression oder ein depressionsgenerierender Faktor einer zur Depression prädisponierten Persönlichkeit.

4) Welchen Stellenwert nimmt die SELIGMANsche Theorie der gelernten Hilflosigkeit im Gesamtgefüge psychologischer Depressionstheorien ein.

5) Lassen sich aus den Ergebnissen attributionsprüfender Experimente im klinischen Feld Erkenntnisse für eine kognitive Therapie der Depressionen gewinnen.

Ist der attributionstheoretische Ansatz und damit das Kernstück der reformulierten SELIGMANschen Theorie überhaupt im klinischen Feld ein sinnvoller Forschungsansatz, wie RIZLEY annimmt: "It seems like that future studies of cognitive and social functioning of depressed individuals could benefit from the adaption of an attribution-theory perspective" (RIZLEY 1978, S. 47), oder ist das große Echo der Hilflosigkeitstheorie einzig auf die augenblicklichen Trends in der Psychologie zurückzuführen, wie COSTELLO kritisch meint: "One might want to exercise caution when a theory is keeping in with trends. SELIGMAN's theory fits in well with two present trends: The psychologist's rediscovery of cognitive processes and the general popularity of depression as an area of research" (COSTELLO 1978, S. 30)?

2.1. Zur empirischen Faßbarkeit von Attributionsmustern im klinischen Feld

Komplexe kognitive Phänomene wie Einstellungen, Meinungen oder Attributionsstile sind in der Regel nur über das Selbstbeurteilungsverhalten von Vpn erfaßbar. Hierbei ergeben sich gerade bei der Untersuchung von depressiven Pat. schon auf der Ebene der Datenerhebung große Schwierigkeiten, da mit geringer Motivation, hohen Konzentrationsschwankungen und einer häufig wechselnden Veränderung der kognitiven Voraussetzungen zu rechnen ist. Aus diesem Grund werden zur Erfassung von Attributionsstilen im psychopathologischen Feld in dieser Arbeit drei unterschiedliche Methoden angewandt, wobei zu überprüfen ist, ob es auch bei Anwendung differenzierter Methoden bei unterschiedlichen depressiven Stichproben zu einer Konvergenz der Ergebnisse kommt. In einer ersten Untersuchung (U I) soll mit der Methode der direkten Skalierung im Sinne des kategorialen Urteils mit Hilfe von Ratingskalen versucht werden, das Kausalattributionsverhalten von Erfolgs- und Mißerfolgserlebnissen bei depressiven Pat., psychiatrischen Kontrollgruppen und gesunden Vpn zu erfassen. Mit diesem Verfahren folgen wir den experimentellen Strategien, die in der Regel zur Erfassung von Attributionsmustern in der bisherigen Depressionsforschung angewandt werden. In dieser ersten Untersuchung wird vorwiegend der Frage nachgegangen, ob das Attributionsmuster, das aufgrund der SELIGMANschen Theorie für depressive Pat. vorherzusagen ist, für verschiedene depressive Subgruppen als typisch zu sichern ist im Vergleich mit psychiatrischen Kontrollgruppen und psychisch Gesunden, und ob sich - ggf. wie sich - der Attributionsstil im therapeutischen Längsschnitt in den unterschiedlichen Gruppen verändert.

In der zweiten Untersuchung (U II) stehen methodenspezifische Überlegungen bei der Erfassung von Attributionsstilen im psychopathologischen Feld im Vordergrund. Mit der Methode der indirekten Skalierung und Anwendung eines multidimensionalen Individualskalierungsmodelles sollen die Attributionsmuster auf einem möglichst hohen metrischen Niveau mit hoher Zuverlässigkeit erfaßt werden. Hierbei steht die Überprüfung des autodeskriptiven Urteilsverhaltens schon auf der Datenerhebungsebene ebenso im Vordergrund wie die Überprüfung der Modelladäquatheit des Skaliermodelles.

Bei der dritten Untersuchung (U III) wird versucht, über die bestimmten experimentell definierten Leistungssituationen hinaus komplexere Erfolgs- und Mißerfolgssituationen zu bestimmen und ihre Kausalattribution durch die Patientengruppe auf einer breiteren und globaleren Basis zu erfassen. Hierzu wurde ein Fragebogen zur Erfassung von Attributionsstilen (FAF) in Anlehnung an den Fragebogen von SELIGMAN et al. (1979) entwickelt.

Die Datenaufnahmen für die drei Untersuchungen im klinischen Feld zogen sich insgesamt über einen Zeitraum von mehr als vier Jahren hin.

3. UNTERSUCHUNG I (U I)

3.1. Zur Klassifikation depressiver Subgruppen

3.1.1. Klinische Klassifikation

Untersucht wurden 120 depressive stationäre Pat., eine psychiatrische Kontrollgruppe von 50 Pat. mit ausgeprägter nicht-depressiver psychopathologischer Symptomatik und 40 psychisch unauffällige Vpn (Klinikangehörige, Studenten und Pat. aus nicht-psychiatrischen Abteilungen). Die Pat. mit der Diagnose "Depression" wurden unabhängig vom Experimentator von der Oberärztin und dem Stationsarzt nach vier in der klinischen Depressionsforschung allgemein üblichen klinischen Kriterien klassifiziert:

a) endogene versus neurotische Depression
   (nosologische Klassifikation)

b) (vorwiegend) gehemmte versus (vorwiegend) agitierte Depression
   (symptomatologische Klassifikation).

Dabei richtete sich die nosologische Klassifikation nach folgenden (idealtypischen) Kriterien:

<u>Endogene Depression</u>:
Hereditäre Belastung, typische primäre Wahninhalte, hypomanische bzw. manische Schwankungen, mehrere vorausgehende Phasen, auslösendes Ereignis verliert an Stellenwert im Phasenverlauf, "grundlose" Depressivität, Traurigkeit.

Neurotische Depression:
Keine hereditäre Belastung, keine primären Wahninhalte, keine hypomanischen bzw. manischen Schwankungen, keine oder vereinzelte vorausgehende Phasen, Thematik bleibt bestehen, analysierbarer Zusammenhang mit "life events".

Die symptomatologische Klassifikation wurde nach dem vorherrschenden symptomatologischen Erscheinungsbild in der Depression getroffen.

Gehemmte Depression:
Verlangsamung der Bewegungsabläufe, Hemmung der Motorik und Verarmung der Gestik, Verlangsamung und Rigidität im Denkablauf.

Agitierte Depression:
Nervöse, zappelige Unruhe, ruhelose Bewegungsstereotypien.

Aus der Kombination der nosologischen und symptomatologischen klinischen Klassifikation ließen sich vier klinisch relevante Subgruppen depressiver Pat. bilden:

a) endogen gehemmte Depressionen   (ICD 296.0   (40 Pat.),
                                           296.2)

b) endogen agitierte Depressionen   (ICD 296.0   (20 Pat.),
                                           296.2)

c) neurotisch gehemmte Depressionen (ICD 298.0   (30 Pat.),
                                           300.4)

d) neurotisch agitierte Depressionen (ICD 298.0   (30 Pat.).
                                           300.4)

Die Datenaufnahme wurde so lange fortgesetzt, bis in den vier klinischen Subgruppen vollständige Datensätze zu beiden Zeitpunkten der Datenaufnahme (b 1 in der depressiven Phase und b 2 nach klinischer Remission der Depression) von den angegebenen Patientenzahlen gewonnen werden konnten. Hierbei wurde den verschiedenen Basisraten der Verteilungen der symptomatologischen Phänomenologie in den nosologischen Gruppen Rechnung getragen (bei den endogenen Depressiven dominiert eher eine gehemmte Symptomatik, während bei den neurotischen Depressionen in gleicher Weise mit einer gehemmten oder einer agitierten Symptomatik zu rechnen ist). Auf geschlechtsspezifische Unterschiede wurde nicht geachtet, da sich eine extreme Verteilung zugunsten weiblicher Pat. beobachten ließ. Danach ergaben sich gemäß der klinischen Strukturierung der depressiven Pat. zusammen mit der psychiatrischen Kontrollgruppe und der Gruppe der Gesunden für die erste Untersuchung sechs Experimentalgruppen.

3.1.2. Untersuchungsdesign von U I zur Erfassung der Kausalattributionsstruktur

Wie in der psychologischen Depressionsforschung zur Hilflosigkeitstheorie von SELIGMAN allgemein üblich, wurden in unserem Experiment U I die Vpn in Leistungssituationen gebracht, wo sie objektiv keine Kontrolle über ihr Abschneiden in den Leistungsaufgaben hatten. So wurden alle Vpn der sechs Experimentalgruppen nach dem Zufall entweder der "erfolgreichen" Gruppe oder der "erfolglosen" Gruppe zugeordnet. Der "outcome" wurde vom Experimentator manipuliert. Zur Realisierung dieses Experimentes wurde in Anlehnung an die Strategie von KUIPER (1978) sowohl in der Gruppe der Erfolgreichen wie auch in der Gruppe der Erfolglosen den Vpn die Aufgabe gestellt, zu 50 vorgegebenen Wörtern sogenannte Spontanassoziationen zu geben (siehe Anhang). Den Vpn wurde hierzu mitgeteilt, der Versuchsleiter

(Vl) kenne zu jedem der 50 Wörter die Spontanassoziationen, die in der Regel - nach einer repräsentativen Untersuchung an 5.000 Bürgern der Bundesrepublik Deutschland - gegeben wurden. Diese speziellen Spontanassoziationen sollten die Vpn möglichst genau treffen. Da soziale Fertig- und Fähigkeiten von besonderer Relevanz für depressive Pat. sind, wurde vorgegeben, die Untersuchung stelle einen Test zur Feststellung der sozialen Kompetenz dar und das Abschneiden bedeute viel für die Vpn und den Vl. Den Vpn wurde nun jeweils Rückmeldung über ihre Assoziationen gegeben, ob sie die richtigen Assoziationen getroffen hätten oder nicht. Dabei mußten die Vpn auf ihren Antwortblättern (siehe Anhang) die richtigen oder falschen Assoziationen markieren. Zu Beginn der Untersuchung wurde den Vpn mitgeteilt, daß sie den Test erfolgreich bestanden hätten, wenn sie mehr als 25 richtige Assoziationen getroffen hätten. Erzielten sie nur 25 oder weniger richtige Assoziationen, so hätten sie den Test leider nicht erfolgreich beendet. In beiden Situationen wurde vom Vl von fiktiven Durchschnittsassoziationen ausgegangen, so daß die Anzahl der richtigen Assoziationen der Vpn leicht manipulierbar waren. So blieben die Vpn der sechs Experimentalgruppen in der Erfolgssituation alle leicht über dem kritischen Wert von 25 richtigen Antworten und waren "erfolgreich", während die Vpn der sechs Experimentalgruppen in der Mißerfolgssituation leicht unter dem kritischen Wert von 25 blieben und damit "erfolglos" waren.

Diese Leistungssituation stellt nun eine recht spezifische Form der Problembewältigung dar. Um eine globalere Situation zu evozieren, wurden die Vpn vor der geschilderten Testsituation aufgefordert, sich Situationen in ihrem Leben vorzustellen, in denen sie erfolgreich waren (erfolgreiche Gruppe), die andere Gruppe hingegen

Situationen, in denen sie erfolglos waren (erfolglose Gruppe).
Nachdem alle Vpn vor der globalen und der spezifischen Fragestellung die Spielregeln der Attributionstheorie in die Hand bekommen
und durchgelesen hatten (siehe Anhang), wurden sie nach Beantwortung einiger Kontroll-Ratings aufgefordert, ihre Erfolgs- bzw.
Mißerfolgserlebnisse auf vier Rating-Skalen, die die genannten
Aspekte der Attributionstheorie zu erfassen suchen, einzustufen
(wir folgen hiermit dem experimentellen Vorgehen von RIZLEY 1978).
Darüber hinaus wurde noch eine fünfte Rating-Skala angeboten, auf
der die Vpn ihre eigene Leistung im Vergleich zur vermuteten
Leistung von anderen Vpn einstufen sollten (siehe Anhang). Diese
Untersuchung wurde bei jedem Pat. im Sinne einer Längsschnittuntersuchung zweimal durchgeführt: Einmal während des stationären
Aufenthaltes in der Krankheitsphase, zum anderen nach klinischer
Remission des depressiven Erscheinungsbildes kurz vor der Entlassung. Die Untersuchung wurde bei den normalen Vpn in etwa im gleichen zeitlichen Abstand wiederholt.

3.1.3. Zur operationalen Klassifikation der depressiven Patienten

Um zu einer besseren externen Vergleichbarkeit und operational eindeutig definierten Beschreibung der depressiven Subgruppen zu kommen, wurde die klinische Klassifikation nach Nosologie und Symptomatologie nur als Startbasis für einen möglichst breiten Rangl der
klinischen Beobachtung stationär depressiver Pat. aufgefaßt. Zur
operationalen Klassifikation der depressiven Stichproben wurden
verschiedene Testverfahren, die sowohl in der klinisch-psychologischen Grundlagenforschung wie auch in der Routinediagnostik zur

Erfassung von depressiven Syndromen Anwendung finden, an der depressiven Gesamtstichprobe durchgeführt.

↳ Vorteil gegü. Becks Inventory

Die in Tabelle 4 aufgeführten Kennparameter wurden wie folgt erfaßt: Die Depressionstiefe und die verschiedene Symtomatologie der Depressivität wurden einmal durch das BECK-Inventory (BECK et al. 1961) und zum anderen durch die Depressionsskala von v. ZERSSEN (v. ZERSSEN 1976a) erfaßt. Beim BECK-Depressionsfragebogen wurden die Patienten aufgefordert, ihre depressive Symptomatik auf insgesamt 22 Dimensionen, die kognitive, emotionale, motivationale und vegetative Symptome zu erfassen suchen, je nach Ausprägungsgrad selbst zu schildern. Die Pat. hatten die Wahl zwischen drei bis fünf abgestuften Aussagen für jede Dimension. Die Gesamtpunktzahl gab dann einen Aufschluß über die Depressionsstufe. Bei einer maximalen möglichen Punktzahl von 62 gibt BECK statistische Durchschnittswerte für die verschiedenen Ausprägungsgrade der Depressionstiefe an: Keine Depression 10,9 Punkte; milde Depression 18,7 Punkte; mäßige Depression 25,4 Punkte und schwere Depression 30 Punkte. Die Depressionsskala von v. ZERSSEN liegt in zwei Parallelformen D-S und D-S' vor, die jeweils aus 16 Items mit einer vierstufigen Antwortmöglichkeit bestehen. In unserer Untersuchung wurde nur die Form D-S verwendet. Aus vorgegebenen alters- und geschlechtsspezifisch genormten Tabellen konnten dann die errechneten Rohwerte in Prozentränge und Staninewerte abgelesen werden. Der Grad der Neurotisierung der Pat. wurde mit dem EYSENCK-Persönlichkeitsinventar (EPI) (EYSENCK 1964) erfaßt. Bei der Befindlichkeitsskala (Bf-S bzw. Bf-S') von v. ZERSSEN (v. ZERSSEN 1976b) konnten sich die Pat. zwischen zwei polaren Befindlichkeiten entscheiden oder eine neutrale Position markieren. Der Testscore, der nach Meinung des Autors "nicht der Objektivierung

Tabelle 4: Meßparameter, die an den stationären depressiven Stichproben erhoben wurden

Variable	Testverfahren
1. Alter	in Jahren
2. Depressionsscore	BECK-Depressionsinventar (Gesamtscore) (BDI)
3. Neurotizismusscore	EYSENCK-Persönlichkeitsinventar (EPI)
4. Depressionsscore	Depressivitätsskala von v. ZERSSEN (D-S)
5. Befindlichkeitsscore	Befindlichkeitsskala von v. ZERSSEN (Bf-S)
6. Erregungsscore	kombinierter Rohwert aus Selbstbeurteilungsskala zur Diagnose der Depression von ZUNG (SSD) und HAMILTON-Meßskala für Depressionen
7. Hemmungsscore	kombinierter Rohwert SSD von ZUNG und HAMILTON-Meßskala für Depressionen
8. Angstscore	HAMILTON-Meßskala für Depressionen
9. Vegetative Symptomatik	Selbstbeurteilungsskala zur Diagnose der Depression von ZUNG
10. Depressiver Affekt	kombinierter Rohwert aus Selbstbeurteilungsskala zur Diagnose der Depression von ZUNG und HAMILTON-Meßskala für Depressionen

eines mehr oder weniger komplexen Beschwerdebildes, sondern lediglich der eines momentanen Querschnitts subjektiver Gestimmtheit" (v. ZERSSEN 1976b) dient, kann ebenfalls als Staninewert oder Prozentrang in Tabellen abgelesen werden. Der Grad der Agitiertheit bzw. Erregung sowie der Hemmungsscore wurde ebenso wie die affektive und vegetative Symptomatik und der Angstscore aus kombinierten Summenscores der HAMILTON-Meßskala für Depression (HAMILTON 1960) und der Selbstbeurteilungsskala zur Diagnose der Depression (SSD) von ZUNG (1965) ermittelt. Hier wurden die erfaßten Parameter durch eine Kombination von Selbstbeurteilung durch die Pat. (FSD) und durch eine Fremdbeurteilung durch Pflegepersonal bzw. behandelnden Arzt (HAMILTON) bestimmt. Die Reizbarkeit wurde mit der Skala 4 des Freiburger Persönlichkeitsinventars (FPI) von FAHRENBERG et al. (1978) erfaßt. Den Testautoren zufolge mißt diese Skala Reizbarkeit, Gespanntheit, geringe Frustrationstoleranz schon bei alltäglichen Schwierigkeiten, Störbarkeit, Ungeduldigkeit, Tendenz zur Erregung und Wut, zu unbedachten Äußerungen, Drohungen, zu Affekthandlungen und zu aufbrausenden Affekten.

Zur operationalen Klassifikation der depressiven Pat. wurde nun im folgenden eine Strategie gewählt, die KENDELL (1976, 1978) als optimales Vorgehen im klinischen Feld vorschlägt: In einem ersten Schritt soll über die Gesamtstichprobe hinsichtlich der Kennparameter eine Faktorenanalyse gerechnet werden zur Gewinnung übergeordneter Beschreibungskategorien der Subgruppen, in einem zweiten Schritt soll dann eine Clusteranalyse die Möglichkeit zur Bildung von klinischen Subgruppen aufgrund von Ähnlichkeitsprofilen der Meßparameter überprüfen. In einem dritten Schritt soll eine Reklassifizierung der geclusterten Patientengruppen durch diskriminanzanalytische Verfahren vorgenommen werden, da die Clusteranalysen nichts über die Wahrscheinlichkeit aussagen, mit der ein Pat. einem bestimmten Cluster zugeordnet wird, und die Aufteilung der Pat. in den Clustern sehr abhängig ist von der Art des verwendeten clusteranalytischen Verfahrens. In der Realisierung dieses Vorschlages wurde nun in dieser ersten Untersuchung (U I) über die elf Meßvariablen nach Abschluß der Gesamtuntersuchung für die Gesamtstichprobe der Depressiven (N = 120) eine Faktorenanalyse (Hauptkomponentenanalyse) gerechnet zur Prüfung der Frage, wieviele und welche Dimensionen den elf Variablen zugrundeliegen. Die Interkorrelationsmatrix ist in der folgenden Tabelle 5 dargestellt.

Tabelle 5: Interkorrelationsmatrix der elf depressionsrelevanten Variablen (vgl. Tabelle 4)

Variablen	1	2	3	4	5	6	7	8	9	10
2	+.46									
3	-.31	-.26								
4	+.23	+.57	+.02							
5	+.29	+.59	-.19	+.44						
6	-.10	-.07	+.39	+.06	-.21					
7	+.28	+.20	-.45	+.03	+.38	-.71				
8	-.17	-.06	+.52	+.07	-.16	+.72	-.66			
9	+.44	+.43	-.04	+.16	+.27	+.25	+.09	+.22		
10	+.23	+.27	-.21	+.06	+.14	-.02	+.11	-.05	+.28	
11	-.39	-.29	+.30	-.09	-.23	+.34	-.39	+.37	-.09	-.23

Nach der Faktorisierung der Interkorrelationsmatrix ließen sich bei einem Abbruchkriterium von 99 % der Gesamtvarianz zehn Faktoren extrahieren.* Die Verteilung der Eigenwerte und der Screetest nach CATTELL zur Bestimmung der optimal interpretierbaren Faktorenzahlen sind in Abbildung 1 aufgeführt.

Wie aus Abbildung 1 hervorgeht, sind zwei Entscheidungskriterien für eine dreifaktorielle Lösung der Faktorenanalyse erfüllt. Zum einen liegen die ersten drei Faktorenladungen deutlich über dem X-Wert von 1 und zum anderen weichen diese drei Faktorenladungswerte auch von der Geraden ab, die die Monotonie der Faktorenladungen hinsichtlich ihres Ansteigens überprüft. Die ersten drei Faktoren erklären 65,1 % der Gesamtvarianz. Die varimax-rotierten Faktoren sind in Tabelle 6 aufgeführt.

Die Darstellung der elf Merkmale im dreidimensionalen Faktorenraum veranschaulicht die Abbildung 2.

Der Faktor I zeigt eine hohe Ladung auf den Variablen Alter (1), vegetative Symptomatik (9) und affektive Symptomatik (10). Danach ist bei der depressiven Stichprobe hohes Alter mit einer ausgeprägten affektiven und vegetativen Symptomatik korreliert.
Der zweite Faktor stellt sich als bipolar dar. Er repräsentiert hohe positive Ladungen auf den Variablen Neurotizismus (3),

* Die Berechnung der Faktorenanalyse erfolgte auf dem CBM-Computer-System der Abteilung Psychiatrie; für die Programmierung und die Berechnung danke ich dem Informatiker Axel RAMAKERS.

Abbildung 1:   Screetest nach CATTELL

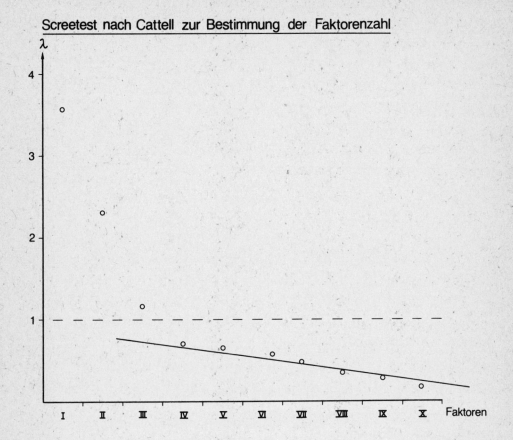

Tabelle 6: Rotierte Faktorenmatrix der dreifaktoriellen Lösung in bezug auf die elf Meßvariablen

FAKTOREN	I	II	III	h^2
Variable				
1 Alter	+.589	-.132	+.459	.575
9 Vegetat.	+.702	+.253	+.294	.643
10 Affekt	+.690	+.131	+.079	.500
3 Neurotiz.	-.258	+.608	-.258	.503
6 Erregung	+.260	+.800	-.299	.797
7 Hemmung	+.019	-.728	+.460	.733
8 Angst	+.144	+.838	-.256	.795
2 BDI	+.315	+.137	+.813	.781
4 D-S	-.118	+.391	+.747	.725
5 Bf-S	+.029	+.009	+.827	.684
11 Reizb.	-.330	+.452	-.353	.437

Abbildung 2: 3-faktorielle Darstellung der elf depressions-relevanten Variablen

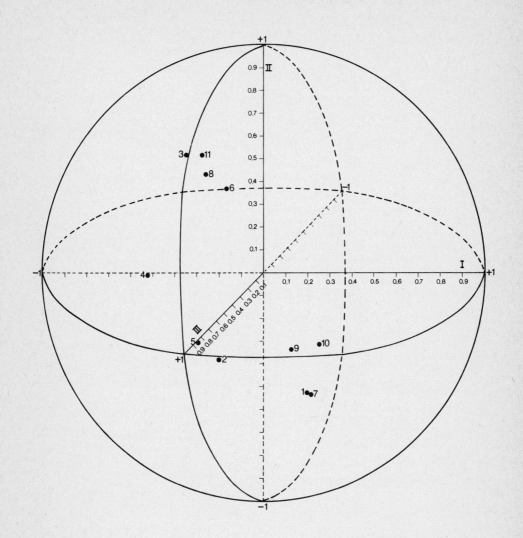

Erregbarkeit (6) und Angst (8), sowie eine negative Ladung auf der Variablen Hemmung (7). Dieser Faktor könnte am ehesten mit einer neurotischen Angstsymptomatik mit hoher Erregung und niedrigem Hemmungsscore beschrieben werden. Der Faktor III ist durch die Variablen zur Erfassung der Depressionsschwere gekennzeichnet und zeigt hohe Ladungen auf den Variablen BDI (2), D-S (4) und Bf-S (5). Die Variable Reizbarkeit (11) spiegelt sich in keinem der drei Faktoren dominant wider, ist aber am ehesten mit einem Angstfaktor korreliert.

Im Anschluß an diese Dimensionierung des Meßapparates wurde mit den elf Variablen über alle 120 depressive Pat. eine nicht-hierarchische Clusteranalyse zur operationalen Klassifikation der Pat. gerechnet. Das gewählte clusteranalytische Verfahren ähnelt weitgehend der Methodik von FORGY (1965) und LANCEY (1966), wobei die mittels dieses Verfahrens gefundenen Cluster als suboptimale Näherungen (BOCK 1970) an eine optimale Gruppeneinteilung betrachtet werden können. Das Verfahren sei im folgenden kurz dargestellt:

1) Es werden P-Schwerpunkte - Mittel- oder Zentralvektoren - als Clusterkerne vorgegeben. Das Datenmaterial wird zufällig oder nach einem freigewählten Kriterium (ANDERBERG 1973) in P Ausgangscluster eingeteilt.

2) Die Abstände jeder Beobachtung zu jedem vorgegebenen Schwerpunkt werden errechnet und jede Einzelbeobachtung dem nächsten Schwerpunkt zugeordnet. Als Abstandsmaß des Punktes (xk1 ... xkn) vom Schwerpunkt (xj1 ... xjn) wird der EUKLIDsche (geometrische) Abstand gewählt nach der Formel:

$$d_{jk} = \sqrt{\sum_{i=1}^{i=n} (x_{ki} - k_{ji})^2}$$

n = Anzahl der beobachteten Merkmale
j = jeweiliger Schwerpunkt.

3) Die aufgrund der Abstandsberechnungen gefundenen Clustereinteilungen werden mit der Ausgangsgruppierung verglichen. Bei Gruppenwechsel auch nur eines Falles werden die Schwerpunkte der neu gefundenen Cluster berechnet und an die Stelle der Ausgangsschwerpunkte gesetzt. Das Verfahren wird ab Schritt 2 iteriert.

4) Die Iteration wird abgebrochen, wenn in einem Zyklus keine Veränderungen in der Gruppierung mehr erfolgen. Im Verlauf des Iterationsprozesses wird die Summe der Abstände in jedem Cluster und mithin die Totalsumme über alle Cluster minimiert.

Ob es sich hierbei um die optimale Lösung handelt, kann wegen der großen Zahl der möglichen Lösungen (ANDERBERG 1973; BOCK 1970) nicht mit Sicherheit gesagt werden, da alle möglichen Lösungen nicht überprüft werden können. In dieser Unsicherheit, aus der Vielzahl der möglichen Clusterlösungen nur eine gute, nicht aber mit Sicherheit die beste Lösung gefunden zu haben, liegt ein klarer Nachteil des clusteranalytischen Verfahrens. *

* Die Berechnung erfolgte mit dem Programm Clusteranalyse (Programmentwurf und Programmierung: Prof. Dr. E. BRUNNER) auf dem Wang-Computer der Abteilung Medizinische Statistik der RWTH Aachen.

Da sich in anderen clusteranalytischen Klassifikationen depressiver Gruppen an unterschiedlichen Populationen eine Vierclusterlösung als ausreichende Beschreibung für die klinische Vielfalt depressiver Symptomatik erwiesen hat (KENDELL 1978; PAYKEL 1977), wurde eine Vierclusterlösung vorgegeben. Startvektoren für den Rechengang waren die Mittelwertparameter der vier aus der klinischen Klassifikation gewonnenen depressiven Subgruppen. Die errechnete Clusterlösung brachte eine Viergruppenlösung mit 32 depressiven Pat. in dem ersten Cluster, 40 in den zweiten Cluster, 23 Pat. im dritten Cluster und 25 Pat. im vierten Cluster. Da uns die Clusteranalyse nur eine von vielen Möglichkeiten zur Klassifikation der Pat. bietet und wir keine Information über die Güte der Lösung haben und auch keine Information darüber, mit welcher Wahrscheinlichkeit ein Pat. in eine dieser Gruppen hineingehört (siehe dazu BRAUCHLI 1981), wurde eine Reklassifikation der durch die Clusteranalyse den einzelnen Gruppen zugeteilten Pat. mit einem "nicht-parametrischen" diskriminanzanalystischen Programm ALLOC (HABBEMA et al. 1974) durchgeführt. Dieses voraussetzungsfreie diskriminanzanalytische Programm wurde gewählt, weil die Datenqualität und die Verteilung der Meßparameter nicht die Voraussetzungen für eine parametrische multivariate Diskriminanzanalyse erfüllten. Das Programm gestattet die Vorgabe einer bestimmten Wahrscheinlichkeit, mit der ein Patient mindestens einer Gruppe zugeordnet werden soll. In unserem Fall wurde die Zuordnungswahrscheinlichkeit auf 70 % festgesetzt; sobald ein Pat. diese für eine Gruppe nicht erreicht, wird er als zweifelhafter Fall ausgegliedert. Bei dieser Reklassifikation *

* das Programm wurde auf der Cyber 175 der RWTH Aachen gerechnet; für die Computerarbeiten danke ich Herrn Dipl.-Math., Dipl.-Psych. K. WILMES, Abteilung Neurologie der RWTH Aachen

wurden so im Cluster I 6,3 %, im Cluster II 32,5 %, im Cluster III 17,4 % und im Cluster IV 20 % der Pat. ausgegliedert. Außerdem wurden einige Pat. umgegliedert. So wurden z.B. zwei Pat. aus der Gruppe 2 in die Gruppe 1 reklassifiziert und jeweils zwei Pat. der Gruppe 1 und 3 der Klasse 4 zugeordnet, sowie jeweils ein Pat. der Gruppe 2 und Gruppe 4 der Gruppe 3, während ein Pat. der Gruppe 3 der Gruppe 4 zugeordnet wurde (siehe dazu die folgende Umverteilungstabelle 7).

Darüber hinaus ergeben sich Informationen darüber, wieviel eine Variable an Prozenten für die Klassifikation bringt. Auch hier ist ein Mindestsollzuwachs - in unserem Fall 1 % - für die Optimierung der Klassifikation vorzugeben. Bringt eine Variable weniger als in unserem Fall 1 % Verbesserung der Klassifikation, wird sie nicht berücksichtigt. Hierbei zeigt sich, daß die Variable Alter (1), Bf-S (5), BDI (2) und D-S (4) die höchsten diskriminativen Anteile aller Variablen bei der Reklassifizierung besaßen. Bei dieser Reklassifikation der depressiven Pat. wurden insgesamt von den 120 Vpn 24 ausgegliedert, da keine genügende Zuordnung dieser Pat. zu einem der vorgegebenen Cluster mathematisch errechenbar war. Die Mittelwertsparameter der elf Kennvariablen aller reklassifizierten Clustergruppen wurden einer Z-Transformation unterzogen, so daß die Parameter untereinander vergleichbar sind. In der folgenden Abbildung 3 sind die Z-transformierten Mittelwertparameter der vier Clustergruppen aufgezeichnet.

Tabelle 7: Umverteilungstabelle der clusteranalytisch errechneten und diskriminanzanalytisch reklassifizierten Patientengruppierung

ALLOCATION MATRIX

ALLOCATED GROUP	TRUE GROUP			
	1	2	3	4
1	28	2	0	0
2	2	24	2	0
3	0	1	17	1
4	0	0	0	19
D	2	13	4	5
TOTAL	32	40	23	25

ALLOCATION MATRIX EXPRESSED IN PERCENTAGES

ALLOCATED GROUP	TRUE GROUP			
	1	2	3	4
1	87.5	5.0	0.0	0.0
2	6.3	60.0	8.7	0.0
3	0.0	2.5	73.9	4.0
4	0.0	0.0	0.0	76.0
D	6.3	32.5	17.4	20.0

Abbildung 3:   Z-Werte der reklassifizierten vier depressiven Subgruppen

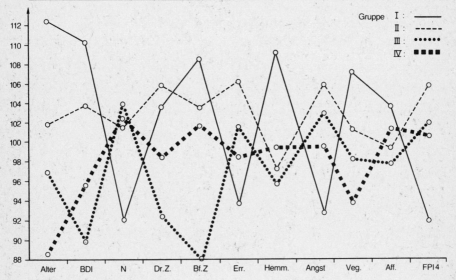

Z-Werte $Z = 100 + 10 Z$ $Z = \frac{X - M}{S}$

Gruppe		Alter	BDI	N	Dr.Z.	Bf.Z	Err.	Hemm.	Angst	Veg.	Aff.	FPI
I	Z	112,41	110,63	92,08	103,53	108,36	93,66	109,05	92,56	106,98	103,70	91,87
II	Z	101,97	103,86	101,31	105,93	103,58	106,09	96,06	105,88	101,17	98,22	105,65
III	Z	96,93	89,83	103,98	92,32	86,33	101,74	95,66	103,03	98,10	96,74	101,91
IV	Z	88,70	95,67	102,59	98,21	101,61	98,45	99,23	98,53	93,72	101,30	100,57

Mit diesen optimierten, reklassifizierten Gruppen ergeben sich bei Rückgriff auf die Itemebene, wie in Abbildung 3 demonstriert, folgende vier depressive Subsyndrome:

1) Cluster I (30 Pat.):

    Hohes Durchschnittsalter, schwere Depressionstiefe, generalisierte Hemmungssymptomatik, sehr geringes Selbstwertgefühl, ausgeprägte vegetative Symptomatik, niedriger Angstwert, niedriger Neurotizismuswert, ausgeprägte depressive Wahninhalte, negative Selbstvorstellung.

2) Cluster II (27 Pat.):

    Mittleres Durchschnittsalter, mittlere Depressionstiefe, hoher Angstscore, agitierte Symptomatik, mittlerer Neurotizismusscore, mittlere vegetative Symptomatik, geringes Selbstwertgefühl, Selbstvorwürfe.

3) Cluster III (19 Pat.):

    Geringes Alter, geringe Depressionstiefe, hoher Neurotizismusscore, sehr niedrige Hemmung, hohe Erregung, geringe vegetative und affektive Symptomatik, Hypochondrie, dysphorische Grundstimmung.

4) Cluster IV (20 Pat.):

    Niedriges Alter, geringe Depressionstiefe, wenig generalisiertes Depressionssyndrom, geringe Stabilität der Depression, niedriger Angstwert, hoher Neurotizismus.

Die Ergebnisse dieser Clusteranalyse der depressiven Patientenstichprobe zeigen bei zumindestens drei Clustern (I, II, III) eine hohe Übereinstimmung mit einer von PAYKEL referierten hierarchischen Clusterlösung von nichtstationären depressiven Pat. (siehe dazu KENDELL 1978; PAYKEL 1977). Dieses Klassifikationsergebnis mag auf eine gewisse externe Validität unserer operationalisierten depressiven Subsyndrome hinweisen, so daß ein bestimmter Grad der Generalisierung unserer experimentellen Beobachtungen auf andere klinisch-stationäre Depressionsstichproben wahrscheinlich ist.

3.2. Inferenzstatistische Analyse des Attributionsmusters von Erfolgs- bzw. Mißerfolgserlebnissen auf dem Wege der direkten Skalierung

3.2.1. Unabhängige Variablen

Insgesamt ergibt das experimentelle Design der Untersuchung I (U I) drei unabhängige Variablen. Die unabhängige Variable A ist die vom Vl manipulierte Erfolgs- bzw. Mißerfolgssituation, in die die Vpn durch den Test zur Erfassung der sozialen Kompetenz gebracht wurden. Dieser Faktor wurde alternativ manipuliert in die Treatments a_1 (erfolgreich) und a_2 (erfolglos). Die zweite unabhängige Variable ist der Erhebungszeitpunkt Faktor B, wobei das erste Treatment b_1 den Zeitpunkt der ersten Datenaufnahme in der depressiven Phase und die erste Untersuchung bei der psychiatrischen Kontrollgruppe und den psychisch Gesunden kennzeichnet, während das Treatment b_2 den Zeitpunkt der zweiten Datenaufnahme nach Remission des klinischen Bildes bei den depressiven Stichproben bzw. bei den Kontrollstichproben in etwa gleichem zeitlichen Abstand bestimmt. Die dritte unabhängige Variable C besteht aus den sechs Untergruppen, wobei die Treatments c_1 bis c_4 die vier clusteranalytischen Depressionsgruppen meinen, c_5 die psychiatrische Kontrollgruppe und c_6 das gesunde Kontrollkollektiv. Es ergibt sich also ein 2 x 2 x 6 Design mit ungleichen Zellfrequenzen, unabhängigen Messungen auf den Faktoren A und C und abhängigen Messungen auf dem Faktor B. Das Gesamtdesign sowie die Verteilung der Vpn auf die einzelnen Zellen ist in der nachfolgenden Tabelle 8 dargestellt.

Zur inferenzstatistischen Auswertung des Versuchsplans wurde eine Split-Plot-Plot-Varianzanalyse für jede einzelne abhängige Variable gerechnet mit allen einfachen Haupteffekten und Paarvergleichen nach SCHEFFE. *

3.2.2. Abhängige Variablen

Als abhängige Variablen wurden die neun Ratingskalen aufgefaßt, die das Attributionsmuster und den sozialen Vergleichsprozeß bei der Ursachenzuschreibung in den Erfolgs- bzw. Mißerfolgssituationen erfassen. Alle Ratingskalen waren siebenstufig, wobei nur die Extremwerte verbal gekennzeichnet waren (siehe Anhang). Die Ratingskalen wurden im wesentlichen aus der Arbeit von RIZLEY (1978) übernommen und vom Autor übersetzt und an die klinische Population und an das Untersuchungsdesign angepaßt.

---

* Die Varianzanalysen wurden auf dem Wang-Computer des Instituts für Dokumentation und Statistik der Klinischen Anstalten der RWTH Aachen, Vorstand Prof. Dr. REPGES, mit dort erstellen Programmen gerechnet.

Tabelle 8:   Design zur Untersuchung I (U I)

		b1	b2
a1	C1	16 Vpn	d.t.
	C2	15 Vpn	d.t.
	C3	9 Vpn	d.t.
	C4	10 Vpn	d.t.
	C5	25 Vpn	d.t.
	C6	20 Vpn	d.t.
a2	C1	14 Vpn	d.t.
	C2	13 Vpn	d.t.
	C3	10 Vpn	d.t.
	C4	9 Vpn	d.t.
	C5	25 Vpn	d.t.
	C6	20 Vpn	d.t.

3.2.3. Ergebnisse von U I

Aus Platzgründen sollen bei der Darstellung der Ergebnisse der neun Varianzanalysen nur die Mittelwerte auf den einzelnen Stufen der Faktoren sowie die F-Tabellen der Varianzanalysen überblicksmäßig hier referiert werden, während auf die genauen Angaben aller Haupteffekte und Paarvergleiche verzichtet wird. In den folgenden Tabellen 9 bis 17 und Abbildungen 4 bis 12 sind die Ergebnisse der einzelnen Varianzanalysen überblicksmäßig dargestellt.

In Abbildung 4 sind die beobachteten Mittelwerte für die sechs Experimentalgruppen dargestellt, die demonstrieren, in welchem Maße die Vpn der einzelnen Gruppen retrospektiv Erfolge bzw. Mißerfolge im Laufe ihres Lebens auf ihre eigenen Fähigkeiten zurückführen und somit eine internale, stabile und globale Kausalattribution zur Erklärung ihres Verhaltens heranziehen.

Wie aus der graphischen Darstellung in Abbildung 4 und der F-Tabelle (Tabelle 9) hervorgeht, werden vor allem die Wechselwirkungen zwischen den einzelnen Haupteffekten hochsignifikant.

Dies macht eine genauere Analyse der einzelnen Haupteffekte und der Paarvergleiche nötig. So läßt sich bei der jeweiligen Berücksichtigung der Reduktion des Alpha-Niveaus ein hochsignifikanter Unterschied zwischen den beiden Alternativstufen des Faktors A (erfolgreich a_1 versus erfolglos a_2) nur bei der psychiatrischen Kontrollgruppe und bei der psychisch-gesunden Kontrollgruppe sowohl bei der ersten Datenaufnahme (b_1), wie auch bei der zweiten Datenaufnahme (b_2) sichern in der Form, daß diese beiden Gruppen ihren Erfolg in der globalen Situation weit mehr auf ihre eigenen Fähigkeiten zurück-

Abbildung 4: Mittelwertdarstellung der internen, stabilen und globalen Kausalattributionen der sechs Gruppen während und nach der Depression in bezug auf die Erfolgs- bzw. Mißerfolgssituation

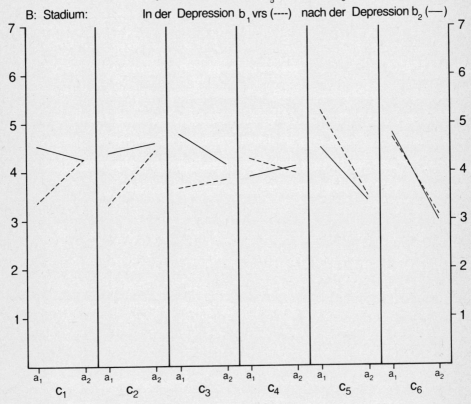

Tabelle 9: F-Tabelle der Varianzanalyse für die Ratings der internen, stabilen und globalen Kausal-attribution

SOURCE	SS	dF	MS	F
A	14.470	1	14.470	5.662*
C	2.692	5	.538	.210
A*C	60.019	5	12.003	4.697**
SUBJ. W. GROUPS	444.671	174	2.555	.000
B	3.384	1	3.384	3.660
A*B	1.366	1	1.566	1.477
B*C	17.888	5	3.577	3.869**
A*B*C	11.556	5	2.311	2.499*
B*SUBJ. W. GROUPS	160.885	174	.924	.000

* $p < 0,05$
** $p < 0,01$

führen, als sie dies in der Mißerfolgssituation tun, wo sie ihre Mißerfolge in sehr geringer Weise auf die eigene Unfähigkeit zurückführen. Bedeutsam ist, daß dieser Effekt in beiden Kontrollgruppen über beide Datenaufnahmezeitpunkte sehr konstant ist, so daß bei der zweimaligen Anwendung der gleichen Versuchsanordnung in diesen beiden Gruppen - wie man vermuten könnte - kein attributionsmodifikatorischer Effekt durch die Versuchsanordnung zu beobachten ist. Bei den beiden Gruppen Cluster C_1 und Cluster C_2 ist allein zum Zeitpunkt der ersten Datenaufnahme in der Depression tendenzmäßig ein umgekehrtes Ergebnis zu beobachten in der Form, daß die Pat. dieser beiden Gruppen dazu tendieren, ihren Erfolg in der globalen Situation weniger auf ihre eigenen Fähigkeiten zurückzuführen, als sie dies in der Mißerfolgssituation tun. Zum Zeitpunkt der zweiten Datenaufnahme nach Remission der depressiven Erkrankung läßt sich auch bei diesen beiden Patientengruppen kein signifikanter Unterschied in der Ursachenzuschreibung auf dieser Dimension finden. Bei den beiden Gruppen von Pat. in Cluster C_3 und Cluster C_4 zeigen sich sowohl in der Depression wie auch bei der zweiten Datenaufnahme nach der Depression keine statistisch bedeutsamen Unterschiede in der Ursachenzuschreibung von Erfolgs- und Mißerfolgssituationen auf dieser Skala. Interessant ist, daß die Interaktion zwischen den Faktoren A und B nur in der Gruppe Cluster C_1 signifikant wird. Dieser Befund bedeutet, daß in dieser Gruppe der endogenen Depressionen im Längsschnitt hinsichtlich der Internalisierung von Mißerfolgen und der Externalisierung von Erfolgen signifikant eine Veränderungen zu einem Attributionsstil hin stattfindet, der dem der Kontrollgruppe ähnlich ist. Dieser Befund kann für die Gruppe Cluster C_2 nur noch tendenzmäßig objektiviert werden, während in den beiden anderen Depressionsgruppen ein solcher Trend nicht zu objektivieren ist.

Zusammenfassend läßt sich hinsichtlich dieses ersten Meßparameters sagen, daß die Gruppe der endogenen Depressionen Cluster C_1 in der depressiven Phase und tendenzmäßig auch die Gruppe der Depressiven im Cluster C_2 retrospektiv Mißerfolge auf einen Mangel an eigenen Fähigkeiten zurückführen, während die erfolgreiche Problembewältigung weniger im Zusammenhang mit den eigenen Fähigkeiten gesehen wird. Nach der Depression kommt es nur in der Gruppe der endogenen Depressionen Cluster C_1 zu einer statistisch bedeutsamen Veränderung des Attributionsstiles, wobei sich dieser stark der psychiatrischen Kontrollgruppe sowie den Normalprobanden angleicht. Hiernach neigen die Pat. der psychiatrischen Kontrollgruppe und der gesunden Vpn zu beiden Meßzeitpunkten ebenso wie die Gruppe der endogenen Depressiven nach der Depression dazu, Erfolge ihren eigenen Fähigkeiten zuzuschreiben, während bei Mißerfolgen die eigenen Fähigkeiten weit weniger zur Erklärung herangezogen werden. Ein anderes Bild ergibt sich für die Gruppen der neurotischen Depressiven der Cluster C_2, C_3 und C_4. Hier zeigt sich keine signifikante Veränderung des Attributionsstils während und nach der depressiven Phase, die als statistisch bedeutsam anzusehen wäre. Es kommt somit auch zu keiner bedeutsamen Angleichung des Attributionsverhaltens im Normalisierungsstadium an das der psychiatrischen Kontrollgruppen und der gesunden Pat.

Bei dem vorher diskutierten Meßparameter handelte es sich um die Erfassung von Ursachen, die hinsichtlich ihrer Bedeutsamkeit für die erfolgreiche bzw. nicht erfolgreiche Bewältigung unterschiedlicher Problemsituationen von allen Vpn skaliert wurden. Hierbei handelt es sich im Sinne des attributionstheoretischen Ansatzes um die Erfassung globaler, internaler und stabiler Ursachenzuschreibung. Die folgende Variable stellt nun einen Indikator für die spezi-

Tabelle 10:   F-Tabelle der Varianzanalyse für die Ratings der internen, stabilen und speziellen Kausalattribution

SOURCE	SS	dF	MD	F
A	74.517	1	74.517	41.386***
C	11.819	5	2.363	1.312
A*C	113.217	5	22.643	12.575***
SUBJ. W. GROUPS	313.292	174	1.800	.000
B	13.939	1	13.939	10.094**
A*B	9.729	1	9.729	7.045**
B*C	13.496	5	2.699	1.954
A*B*C	9.743	5	1.948	1.411
B*SUBJ. W. GROUPS	240.295	174	1.381	.000

* $p < 0,05$
** $p < 0,01$
*** $p < 0,001$

Abbildung 5: Mittelwertdarstellung der internen, stabilen und spezifischen Kausalattribution der sechs Gruppen in bezug auf die Erfolgs- bzw. Mißerfolgssituation zu beiden Untersuchungszeitpunkten

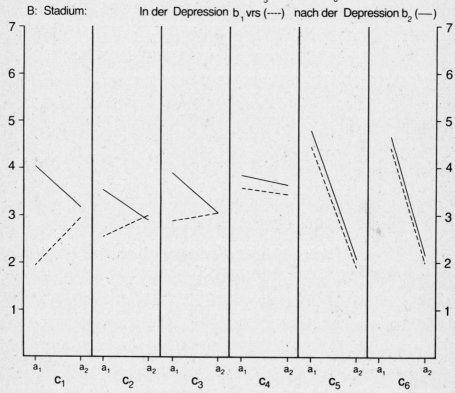

fische Form der interenen und stabilen Kausalattribution dar. Hier wird eine eng definierte spezielle Form der Erfolgs- bzw. Mißerfolgssituation untersucht.

Wie aus der Varianzanalyse zur Kausalattribution hinsichtlich der spezifischen Leistungssituation in Tabelle 10 und in der Darstellung der Mittelwerte in Abbildung 5 ersichtlich ist, werden auch bei diesem Meßparameter, der deutlich macht, in welchem Maße alle Vpn in verschiedenen Krankheitsstadien eine besondere Ausprägung bzw. einen Mangel an speziellen Fähigkeiten für den Erfolg oder den Mißerfolg beim Assoziationstest verantwortlich machen, die Wechselwirkung A x C und A x B hochsignifikant. Somit wird auch hier eine genauere Analyse der einfachen Haupteffekte, der Interaktionen und der einzelnen Paarvergleiche notwendig. Der Faktor B wird auf der Dimension internale, stabile und spezifische Ursachenzuschreibung über die Erfolgs- und Mißerfolgssituation nur für die Gruppe Cluster C_1 hochsignifikant (B auf C_1 : F = 18,356 bei 1/174 Freiheitsgraden). Danach unterscheiden sich endogen Depressive zu den beiden Zeitpunkten der Datenaufnahme sehr signifikant hinsichtlich der Ursachenzuschreibung auf dieser Dimension dergestalt, daß sie in der Depression ihre Erfolge - wie auch schon in der globalen Situation beobachtet - weit weniger internen und stabilen Ursachen zuschreiben als sie dies nach der Depression tun. Die hohe Signifikanz des Hauptfaktors A geht nach genauer Analyse allein auf die beiden Gruppen C_5 und C_6 zurück und zwar ohne jeglichen Interaktionseffekt. Das heißt, sowohl bei der ersten wie bei der zweiten Datenaufnahme schreiben die Gruppen der psychiatrischen und gesunden Kontrollen ihre Erfolge in sehr signifikanter Weise internen und stabilen Faktoren zu, während die Vpn dieser Gruppe ihren Mißerfolg weit weniger auf diese Ursachen zurückführen. Interessant ist auch hier, daß dieser Effekt bei beiden Gruppen auch bei genauer Replikation der Versuchsanordnung sehr reliabel ist.

⑤ Bei den Gruppen C_1 bis C_4 ist dieser Unterschied nicht zu sichern. Weiter interessiert die Analyse der Wechselwirkung A x B in den verschiedenen Gruppen. Diese wird nur in der Gruppe Cluster C_1 signifikant und ist in der Gruppe Cluster C_2 nur tendenzmäßig zu sichern (AB auf C_1 : F = 8,448, bei 1/174 Freiheitsgraden; AB auf C_2 : F = 3,819 bei 1/174 Freiheitsgraden). Dieser Befund besagt, daß nur in der Gruppe C_1 (endogene Depression) im Längsschnitt eine signifikante Veränderung in ihrer Ursachenzuschreibung hinsichtlich dieser Dimension gefunden werden kann, und zwar verringert sich der im Vergleich zur Kontroll- und Normalgruppe paradoxe Attributionsstil, der in der Depression in umgekehrter Weise eine Externalisierung des Erfolges und eine Internalisierung des Mißerfolges zeigt, in die andere Richtung im Sinne einer normalisierten Ursachenzuschreibung. Vergleicht man die Gruppen hinsichtlich ihres Mittelwertes untereinander, so lassen sich statistische Unterschiede nur zwischen den Gruppen Cluster C_1 und den Gruppen Cluster C_5 bzw. C_6 als bedeutsam sichern, und zwar unter der Bedingung A 1 B 1 in der Depression und Erfolgssituation derart, daß die endogen Depressiven im Vergleich zu den Kontrollgruppen ihren Erfolg weit weniger auf internale und stabile Ursachen zurückführen. In den beiden Clustern C_2 und C_3 ist dieser Effekt, wie die Inspektion der Mittelwerte zeigt, tendenzmäßig zu beobachten; die Effekte werden aber wegen der hohen Fehlervarianz und der geringen Präzision der Meßskalen nicht signifikant.

Die Tabelle 11 sowie Abbildung 6 informieren darüber, in welchem Maße die Vpn der sechs Gruppen zu den beiden Meßzeitpunkten retro-

Abbildung 6: Mittelwertdarstellung der internen, labilen und globalen Kausalattributionen der sechs Gruppen in bezug auf die Erfolgs- bzw. Mißerfolgssituation zu beiden Untersuchungszeitpunkten

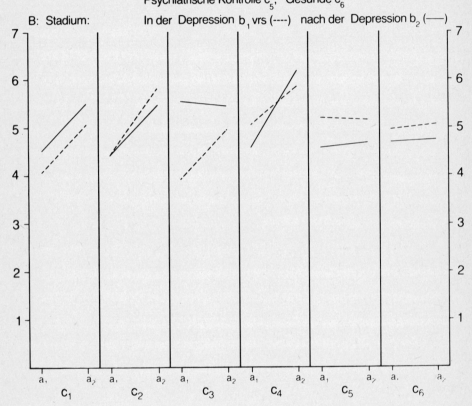

Tabelle 11:   F-Tabelle der Varianzanalyse für die Ratings der internen, labilen und globalen Kausalattribution

SOURCE	SS	dF	MS	F
A	35.530	1	35.530	20.445***
C	13.590	5	2.718	1.564
A*C	20.054	5	4.010	2.307*
SUBJ. W. GROUPS	302.380	174	1.737	.000
B	.589	1	.589	.300
A*B	.198	1	.198	.100
B*C	22.736	5	4.547	2.317*
A*B*C	7.913	5	1.582	.806
B*SUBJ. W. GROUPS	341.391	174	1.962	.000

* $p < 0{,}05$
** $p < 0{,}01$
*** $p < 0{,}001$

spektiv ihre Erfolge bzw. ihre Mißerfolge auf die jeweils investierte Anstrengungsbereitschaft zurückführen.

Hier wird deutlich, daß sich die vier Gruppen Depressiver hinsichtlich dieser Dimension auch in den verschiedenen Krankheitsphasen nicht bedeutsam voneinander unterscheiden. Über die beiden Zeitpunkte hinweg lassen sich signifikante Unterschiede auf dem Faktor A derart sichern, daß die drei depressiven Gruppen Cluster C_1, Cluster C_2 und Cluster C_4 sowohl innerhalb wie auch nach der Depression ihren Mißerfolg mehr auf mangelnde Anstrengungsbereitschaft oder mangelndes Konzentrationsvermögen zurückführen, als sie dies in der Erfolgssituation tun. Dieser Unterschied wird in der Gruppe Cluster C_3 und in den Kontrollgruppen nicht signifikant.

Tabelle 12 und Abbildung 7 demonstrieren die Mittelwertunterschiede hinsichtlich der Beurteilung, in welchem Maß der Faktor der Anstrengung für die Bewältigung der spezifischen Testaufgaben als Ursachen herangezogen wird.
Hier zeigt sich nur für die Kontrollgruppen C_5 und C_6 ein signifikantes Ergebnis dergestalt, daß diese beiden Gruppen den Erfolg eher auf die eigenen Anstrengungen bei der Inangriffnahme der Testaufgaben zurückführen, während bei Mißerfolg weniger die mangelnde Anstrengungsbereitschaft als Erklärung herangezogen wird. Bei den anderen klinischen Gruppen werden alle Haupteffekte und Interaktionen nicht signifikant. Allein in der Gruppe C 1 (endogene Depressionen) zeigt sich ein interaktioneller Trend (AB auf C1 = 3,833 bei 1/174 Freiheitsgraden) dergestalt, daß endogen Depressive in der Depression eine Tendenz zeigen, ihren Erfolg auch hier zu externalisieren und ihren Mißerfolg eher diesem internalen, labilen und spezifischen Faktor zuzuschreiben. Diese Tendenz verändert sich aber nach der

Tabelle 12:   F-Tabelle der Varianzanalyse für die Ratings der internen, labilen und speziellen Kausalattribution

SOURCE	SS	dF	MS	F
A	48.463	1	48.463	18.451***
C	16.981	5	3.396	1.293
A*C	62.764	5	12.552	4.779**
SUBJ. W. GROUPS	457.024	174	2.626	.000
B	1.267	1	1.267	.944
A*B	1.867	1	1.867	1.392
B*C	3.966	5	.793	.591
A*B*C	5.308	5	1.061	.791
B*SUBJ. W. GROUPS	233.368	174	1.341	.000

* $p < 0{,}05$

** $p < 0{,}01$

*** $p < 0{,}001$

Abbildung 7: Mittelwertdarstellung der internen, labilen und spezifischen Kausalattribution der sechs Gruppen in bezug auf die Erfolgs- bzw. Mißerfolgssituation zu beiden Untersuchungszeitpunkten

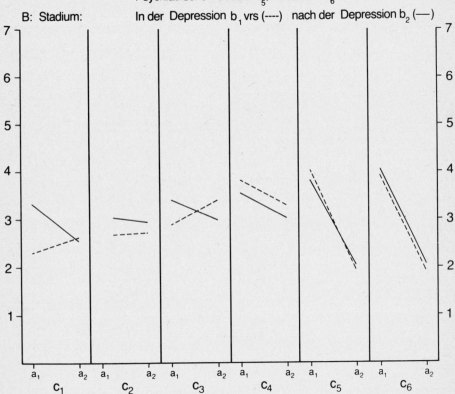

depressiven Phase in der Form, daß die endogen Depressiven sich nach Remission ihrer Krankheit dem Attributionsstil der Kontrollgruppen auf diesem Meßparameter angleichen.

Die Abbildung 8 und die Tabelle 13 zeigen, in welchem Maße die Vpn der verschiedenen Gruppen in unterschiedlichen Stadien des Krankheitsverlaufes die erfolgreiche Bewältigung von Problemen retrospektiv auf die Tatsache zurückführen, daß die Problemsituationen leicht gewesen seien, auf der anderen Seite wird hier untersucht, in welchem Ausmaß bei einer erfolglosen Problembewältigung die Tatsache herangezogen wurde, daß das Problem allgemein schwer lösbar war.

Die Beurteilung dieser Dimension wird als Indikator für eine externe, stabile und globale Attribution angesehen. Wie aus Tabelle 13 und Abbildung 8 hervorgeht, verhalten sich alle Depressiven über die vier Cluster hinweg in der Depression recht ähnlich, wobei aber eine deutliche Akzentuierung der Ergebnisse bei der Gruppe Cluster C_1 zu beobachten ist. Hiernach führen alle depressiven Pat. in der akut-depressiven Phase die erfolgreiche Bewältigung ihrer Problemsituation retrospektiv auf die Tatsache zurück, daß die Aufgaben, die sie bewältigt haben, sehr leicht gewesen seien, während diese Pat. andererseits retrospektiv ihre Mißerfolge bei der Problembewältigung weniger auf die Schwere der Problemstellung zurückführen. Diese ausgeprägte Tendenz zur geringen Externalisierung der Ursachenzuschreibung in Mißerfolgssituationen, die sich besonders bei den endogen depressiven Pat. in Cluster C_1 wie auch in dem Cluster C_4 akzentuieren, verändern sich nur bei der Gruppe der endogen-depressiven Pat. außerhalb der depressiven Phase zum Zeitpunkt der zweiten Datenaufnahme signifikant (AC auf C 1 : F = 25,55 bei 1/174 Freiheitsgraden). Bei den drei anderen neurotisch de-

Abbildung 8: Mittelwertdarstellung der Externen, stabilen und globalen Kausalattributionen der sechs Gruppen in bezug auf die Erfolgs- bzw. Mißerfolgssituation zu beiden Untersuchungszeitpunkten

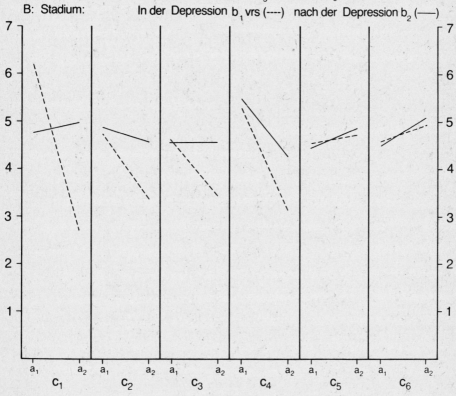

Tabelle 13: F-Tabelle der Varianzanalyse für die Ratings der externen, stabilen und globalen Kausalattributionen

SOURCE	SS	dF	MS	F
A	37.529	1	37.529	7.101**
C	8.474	5	1.694	.320
A*C	60.041	5	12.008	2.272*
SUBJ. W. GROUPS	919.494	174	5.284	.000
B	12.122	1	12.122	6.015*
A*B	31.408	1	31.408	15.584***
B*C	5.907	5	1.181	.586
A*B*C	28.709	5	5.741	2.848*
B*SUBJ. W. GROUPS	350.677	174	2.015	.000

* $p < 0,05$
** $p < 0,01$
*** $p < 0,001$

pressiven Gruppen zeigen sich auch nach der Depression noch eine leichte Tendenz des depressionstypischen Attributionsstiles auf diesem Meßparameter.

Die nächste Abbildung 9 sowie Tabelle 14 zeigen die Ergebnisse, die Aufschluß darüber geben, inwiefern die sechs Gruppen ihren Erfolg bzw. Mißerfolg in der speziellen Leistungssituation auf die Leichtigkeit bzw. auf die Schwere der speziell gestellten Aufgabe zurückführen.
Hier wird nur für die Gruppe C 6 (gesunde Kontrollgruppe) ein signifikanter Unterschied über beide Datenaufnahmen hinweg dergestalt deutlich, daß die normale Kontrollgruppe den Erfolg in geringerer Weise auf die Beschaffenheit der Aufgabe attribuiert, als sie dies in der Mißerfolgssituation tut. Hier läßt sich für das Cluster C_2 und für das Cluster C_1 tendenzmäßig eine Umkehrung des Attributionsstiles in der Depression objektivieren, der sich aber nach Abklingen der depressiven Symptomatik dem Attributionsstil der gesunden Kontrollgruppe deutlich angleicht (dieser Effekt ist nur für die Gruppe C 2 signifikant: AB auf C 2 : $F = 5,384$ bei 1/174 Freiheitsgraden).

Aus Abbildung 10 und Tabelle 15 wird deutlich, daß sich in der globalen Situation zwischen den Gruppen über die beiden Erhebungszeitpunkte hinweg kein statistisch bedeutsamer Unterschied darin zeigt, in welchem Maß der externe, labile und spezifische Faktor des glücklichen Umstandes für den Erfolg bzw. den Mißerfolg retrospektiv in der Problemsituation herangezogen wird.

Abbildung 9: Mittelwertdarstellung der externen, stabilen und spezifischen Kausalattribution der sechs Gruppen in bezug auf die Erfolgs- bzw. Mißerfolgssituation zu beiden Untersuchungszeitpunkten

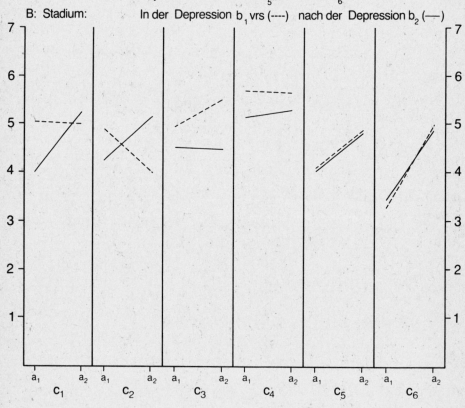

Tabelle 14:   F-Tabelle der Varianzanalyse der Ratings der externen, stabilen und speziellen Kausalattribution

SOURCE	SS	dF	MS	F
A	22.308	1	22.308	6.307*
C	57.300	5	11.460	3.240*
A*C	20.265	5	4.053	1.145
SUBJ. W. GROUPS	615.413	174	3.536	.000
B	3.255	1	3.255	1.746
A*B	3.374	1	3.374	1.810
B*C	10.016	5	2.003	1.075
A*B*C	14.211	5	2.842	1.525
B*SUBJ. W. GROUPS	324.234	174	1.863	.000

* $p < 0,05$

Abbildung 10: Mittelwertdarstellung der externen, labilen und globalen Kausalattributionen der sechs Gruppen in bezug auf die Erfolgs- bzw. Mißerfolgssituation zu beiden Untersuchungszeitpunkten

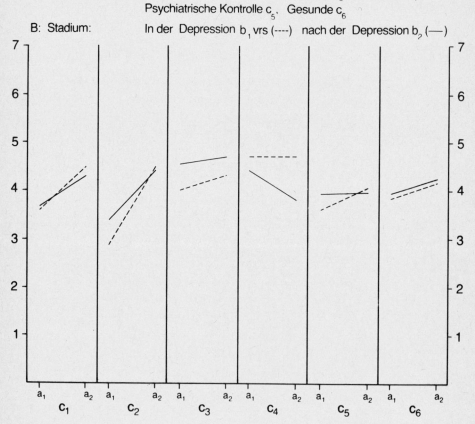

Tabelle 15:   F-Tabelle der Varianzanalyse für die Ratings der externen, labilen und globalen Kausalattribution

SOURCE	SS	dF	MS	F
A	15.282	1	15.282	2.352
C	15.881	5	3.176	.489
A*C	22.313	5	4.462	.687
SUBJ. W. GROUPS	1130.091	174	6.494	.000
B	.142	1	.142	.260
A*B	2.368	1	2.368	4.322*
B*C	8.923	5	1.784	3.256*
A*B*C	.878	5	.175	.320
B*SUBJ. W. GROUPS	95.356	174	.548	.000

* $p < 0,05$

Bei der speziellen Aufgabenbewältigung zeigt sich in der F-Tabelle 16 ein hochsignifikanter Unterschied des B-Faktors (Erhebungszeitpunkt), während von den Interaktionen nur die schwer zu interpretierende Trippelinteraktion signifikant wird. Dies bedeutet zunächst einmal generell, daß zum Zeitpunkt der zweiten Datenaufnahme der Erfolg und der Mißerfolg mehr auf einen glücklichen Zufall attribuiert wird. Dieser Effekt kann als ein attributionsmodifikatorischer Aspekt der wiederholten Versuchsanordnung interpretiert werden. Dieser Effekt zeigt sich am deutlichsten bei der Gruppe C 1 nach der Depression zum Zeitpunkt der zweiten Datenaufnahme, wo die Pat. dieser Gruppe ihren Mißerfolg weit mehr den unglücklichen Umständen zuschreiben, als sie dies in der Depression getan haben (dieser Effekt wird aber nur tendenzmäßig objektivierbar).

Zusammenfassend lassen sich in dieser klinischen Felduntersuchung U I zur Kausalattribution stationär depressiver Pat. in Erfolgs- bzw. Mißerfolgssituationen folgende Ergebnisse feststellen:

Im Vergleich zu psychiatrisch nicht-depressiven Pat. und gesunden Kontrollpersonen läßt sich bei depressiven Pat., die insoweit dekompensiert sind, daß sie einer stationären Behandlung bedürfen, über alle klinischen Subgruppen hinweg ein depressionsspezifischer Kausalattributionsstil beobachten, wobei eine spezifische Differenz im Attributionsstil depressiver Pat. im Vergleich zur Ursachenzuschreibung psychiatrischer Kontrollgruppen und normaler Vpn in den Meßparametern eindrucksvoller deutlich wird, die über den Faktor der Globalität und Stabilität hinweg interne Ursachen wie Fähigkeiten und Anstrengungsbereitschaft erfassen. Danach neigen depressive Pat. in der depressiven Phase dazu, ihre Mißerfolge eher auf interne Faktoren zurückzuführen, während sie ihre Erfolge sowohl in der spe-

Abbildung 11: Mittelwertdarstellung der externen, labilen und spezifischen Kausalattribution der sechs Gruppen in bezug auf die Erfolgs- bzw. Mißerfolgssituation zu beiden Untersuchungszeitpunkten

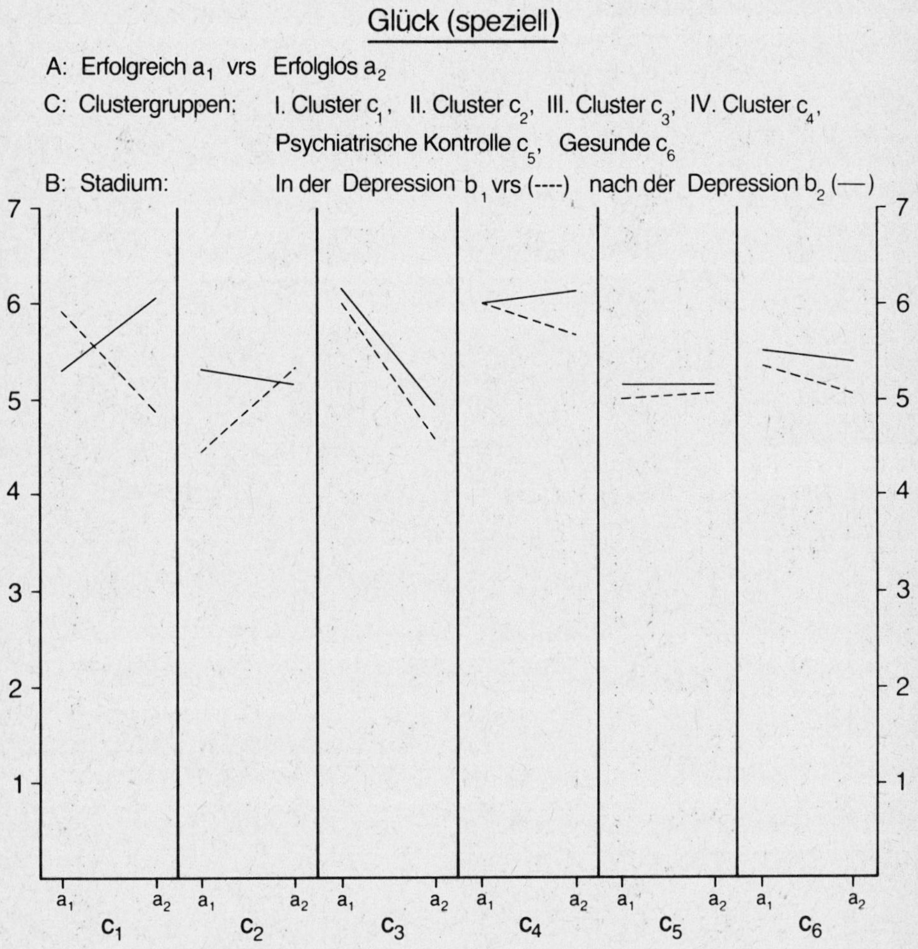
Glück (speziell)
A: Erfolgreich a1 vrs Erfolglos a2
C: Clustergruppen: I. Cluster c1, II. Cluster c2, III. Cluster c3, IV. Cluster c4, Psychiatrische Kontrolle c5, Gesunde c6
B: Stadium: In der Depression b1 vrs (----) nach der Depression b2 (—)
7
6
5
4
3
2
1
a1 a2
c1
c2
c3
c4
c5
c6

Tabelle 16: F-Tabelle der Varianzanalyse für die Ratings der externen, labilen und speziellen Kausalattribution

SOURCE	SS	dF	MS	F
A	4.609	1	4.609	1.411
C	29.763	5	5.952	1.823
A*C	23.640	5	4.728	1.448
SUBJ. W. GROUPS	568.074	174	3.264	.000
B	6.699	1	6.699	8.698**
A*B	1.237	1	1.237	1.606
B*C	.635	5	.127	.164
A*B*C	14.018	5	2.803	3.640**
B*SUBJ. W. GROUPS	134.005	174	.770	.000

* $p < 0,05$
** $p < 0,01$

zifischen wie in der globalen Situation eher auf externe Faktoren zurückführen. Diese spezifische Form der Kausalattribution ist am ausgeprägtesten bei der Gruppe der endogen Depressiven. Interessant ist, daß diese spezielle Form der Ursachenzuschreibung bei den endogen Depressiven nach der vorwiegend pharmakologischen Behandlung nach Abklingen der depressiven Symptomatik nicht mehr zu beobachten ist, vielmehr kommt es zu einer Umkehrung der Attributionsmatrix, wobei keine Unterschiede mehr zum Attributionsstil anderer, nicht-depressiver Pat. und gesunder Vpn kommt. Bei den anderen drei Gruppen der neurotisch depressiven Pat. im klinischen Feld läßt sich diese Umkehrung nur tendenzweise oder überhaupt nicht objektivieren. Insgesamt zeigen die Mittelwertunterschiede in den graphischen Darstellungen recht eindeutige Tendenzen im Sinne der SELIGMANschen Theorie; bei der inferenzstatistischen Analyse der Daten werden aber nur wenige der beobachteten Effekte wirklich signifikant, was einmal auf die Reduzierung des Alpha-Niveaus hinausläuft, und zum anderen auf die geringe Präzision der Meßskalen und auf die geringe Homogenität des Urteilsverhaltens der klinischen Subgruppen zurückzuführen ist.

Interessant ist noch die Analyse der varianzanalytischen Ergebnisse des Meßparameters, der direkt auf den sozialen Vergleichsprozeß der Vpn in den sechs Gruppen hinsichtlich ihrer eigenen Leistung in der speziellen Aufgabensituation im Vergleich mit der vermuteten Leistung anderer Vpn in der gleichen Erfolgs- bzw. Mißerfolgssituation zielt (siehe Abb. 12).

Wie aus der F-Tabelle 17 und der graphischen Mittelwertdarstellung hervorgeht, wird vor allem die Wechselwirkung B x C hochsignifikant. Dieses Ergebnis besagt, daß eine bedeutsame Interaktion zwischen

Abbildung 12: Mittelwertdarstellung des Konsensuseffektes der sechs Gruppen in bezug auf die Erfolgs- bzw. Mißerfolgssituation zu beiden Untersuchungszeitpunkten

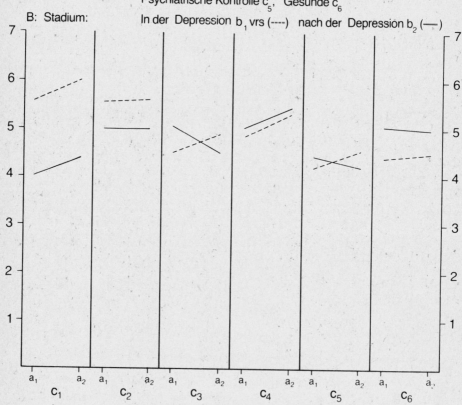

Tabelle 17:   F-Tabelle der Varianzanalyse der Ratings zum Konsensuseffekt

SOURCE	SS	dF	MS	F
A	1.695	1	1.695	.915
C	31.242	5	5.248	3.373**
A*C	4.087	5	.817	.441
SUBJ. W. GROUPS	322.271	174	1.852	.000
B	4.919	1	4.919	3.951*
A*B	1.847	1	1.847	1.484
B*C	40.989	5	8.197	6.584**
A*B*C	2.390	5	.478	.383
B*SUBJ. W. GROUPS	216.649	174	1.245	.000

* $p < 0,05$
** $p < 0,01$
*** $p < 0,001$

Gruppenzugehörigkeit und Zeitpunkt der Datenaufnahme in ihrer Wirkung auf diesen Meßparameter besteht. Die genauere Analyse der einzelnen Haupteffekte und Paarvergleiche zeigt, daß über den Faktor der Erfolgs- und Mißerfolgssituation hinweg ein bedeutsamer Unterschied dergestalt besteht, daß die endogen Depressiven - ob erfolgreich oder erfolglos - der Meinung sind, daß andere Menschen in der vergleichbaren Situation weit besser abgeschnitten hätten. Dieser Befund läßt sich tendenzmäßig auch noch für die Gruppe Cluster C_2 sichern. Dieses Ergebnis zeigt sich in signifikanter Weise bei diesen beiden depressiven Gruppen in der depressiven Phase im Vergleich zur ersten Datenaufnahme der psychiatrischen Kontrollgruppe und den normalen Vpn. Nach Remission des Krankheitsbildes zum Zeitpunkt der zweiten Datenaufnahme läßt sich kein signifikanter Unterschied im Vergleich zu der Kontrollgruppe und deren Ergebnisse sowohl zum ersten wie auch zum zweiten Zeitpunkt der Datenaufnahme mehr sichern. Die Ergebnisse zum Konsensuseffekt der depressiven Pat. (Cluster C_3 und Cluster C_4) zeigen keine signifikanten Effekte sowohl im Vergleich mit den Kontrollgruppen wie auch im Vergleich mit den depressiven Gruppen C 1 und C 2. Diesen Ergebnissen zufolge glauben depressive Pat. des Clusters C_1 und des Clusters C_2 in der depressiven Phase, daß andere Vpn an ihrer Stelle besser abgeschnitten hätten, auch dann, wenn sie die Aufgabe erfolgreich beendet haben. Danach halten sich diese Pat. in der depressiven Phase als generell unfähiger als andere Menschen, in Leistungssituationen zu bestehen. Dies spricht im wesentlichen für ein Maß an geringer Kompetenz, die bei den Patienten dieser beiden Gruppen nach der SELIGMANschen Theorie dann zu einer persönlichen Hilflosigkeit und damit zu einem verminderten Selbstwertgefühl führen müßte.

4. UNTERSUCHUNG II (U II)

4.1. Meßtheoretische Überlegungen zur Skalierung von Attributionsmustern

Methoden der Datenerhebung und Untersuchungen zur Kausalattribution, wie sie im Experiment I vorgestellt wurden und wie sie in der Depressionsforschung in der Regel bisher angewandt werden, können schon, wie in der Einleitung kurz angesprochen, auf der Ebene der Datenerhebung problematisiert werden. Die Erhebung von Daten auf dem Wege der direkten Skalierung bei stationären depressiven Pat. hat sowohl hinsichtlich meßtheoretischer Überlegungen als auch hinsichtlich der praktischen Anwendbarkeit Mängel, von denen einige kurz skizziert werden sollen: Zum einen kann mit der vorgestellten Methode nicht überprüft werden, ob die Pat. die Skalen in einer sinnvollen und vom Vl intendierten Weise im Sinne eines differenzierten kategorialen Urteilsverhaltens benutzt haben, zum anderen kann die Motivation der Pat. in ihrem autodeskriptiven Verhalten nicht überprüft werden. Weiter kann die implizite Annahme, daß die Intervalle auf den Skalen als äquidistant angesehen werden, nicht überprüft werden. ORTH (1982) hat die Kritik an diesen Skalen wie folgt zusammengefaßt: "Bei dieser Methode erhält man von den Beurteilern lediglich Zahlen, aufgrund derer man weder das Skalen-Niveau ablesen, noch irgendwelche Annahmen prüfen kann. Streng genommen ist nicht einmal gewährleistet, daß diese Zahlen überhaupt irgendwelche nützliche Informationen über die zu skalierenden Eigenschaften vermitteln" (ORTH 1982). Hinsichtlich meßtheoretischer Überlegungen können diese "selfrating-scales" mit folgender Kritik versehen werden:

1) Diese sogenannten Skalen werden in der Regel ad hoc konstruiert und es wird ihnen Intervallskalenqualität zugesprochen. Empirische Analysen der Verteilungen von Selbstbeurteilungsdaten zeigen aber, daß die Voraussetzung äquidistanter Maßeinheiten meist nicht gegeben ist, da die subjektive Bedeutsamkeit der Kategorienintervalle mit der Position auf der Skala kovariiert.

2) Weder liegt dieser Methode ein Skaliermodell zugrunde, noch beruht sie auf einer axiomatischen Meßstruktur, die mathematisch exakt die Voraussetzung für die Existenz der Skala und deren Skalentyp angibt.

3) Es ist nicht zu prüfen, ob die Vpn gemäß den jeweiligen Instruktionen urteilen.

Unter praktischen Gesichtspunkten ist bei der Anwendung dieser Datenerhebungsmethode im klinischen Feld zu beobachten, daß die Pat. in ihrem Urteilsverhalten durch die direkte Skalierung auf der Ebene der Datenerhebung oftmals überfordert sind und die intendierten Urteilsinstruktionen nicht berücksichtigen. Gerade bei der Untersuchung schwer depressiver Pat. ist es wichtig, nicht zu hohe Anforderungen an das Differenzierungsvermögen der Pat. und an das Urteilsverhalten zu stellen. So wird bei dem Verfahren der direkten Skalierung mit Ratingskalen die absolute und differenzierte Beurteilung eines Reizes ohne Vergleichsmöglichkeiten gefordert.

Der Beurteiler muß allein auf ein subjektives Referenzsystem zurückgreifen. Dies mag die depressiven Pat. bei der oftmals mangelnden Motivation überfordern. Darüber hinaus können komplexere kognitive Phänomene meist nur durch eine große Anzahl von solchen Beurteilungsskalen erfaßt werden, so daß bei der inferenzstatistischen Auswertung das Alpha-Niveau ständig reduziert werden muß und auch bei großen Mittelwertunterschieden keine statistisch bedeutsamen Differenzen gesichert werden können. Aus den vorgetragenen Überlegungen zu diesen Selbstbeurteilungsskalen mag deutlich werden, daß besonders im psychopathologischen Feld schon auf der Ebene der Datenerhebung drei grundlegende Voraussetzungen berücksichtigt werden sollten:

1) Das Selbstbeurteilungsvermögen der Pat. sollte nicht überfordert werden.

2) Es sollten Möglichkeiten zur Überprüfung des Urteilsverhaltens im Sinne der Modellanpassung vorgegeben sein.

3) Der psychopathometrischen Erfassung kognitiver Phänomene sollte eine Daten- und eine Skalentheorie zugrundeliegen.

Ein weiterer Nachteil im vorgelegten Ansatz bei U I ist, daß hier nur ein gruppenstatistischer Ansatz vorgelegt werden kann, wobei es gerade bei Untersuchungen im psychopathologischen Feld wichtig ist, in einem ersten Schritt für jeden einzelnen Pat. die individuellen Ergebnisse zu betrachten, um dann später mit geeigneten Methoden zu gruppenstatistischen Aussagen eine Datenaggregation vorzunehmen.

In dieser zweiten Untersuchung (U II) soll nun versucht werden, die oben genannten Kritikpunkte zu umgehen und auf einem möglichst verläßlichen Skalen-Niveau zu empirischen Aussagen über die Kausalattribution von Mißerfolgssituationen bei Depressiven im Vergleich zu psychiatrischen Kontrollen und Gesunden zu kommen.

Zusammenfassend soll das anzuwendende Meßmodell im klinischen Feld folgende Forderungen schwerpunktmäßig erfüllen:

1) Das Meßmodell soll auf den Einzelfall applizierbar sein.

2) Die Adäquatheit des Modells für klinische Selbstbeurteilungsdaten soll auf den verschiedenen Stufen der Komplexität der Datenreduzierung prüfbar sein.

3) Die modellspezifische Datenerhebung soll die Zumutbarkeitsschwelle der Pat. nicht übersteigen.

4) Das Modell soll Informationen auf einem möglichst hohen und theoretisch begründeten Skalen-Niveau liefern.

5) Das Modell muß die Aggregierung der Individualdaten ermöglichen.

4.2.   Indirekte Skalierung

4.2.1.   Zur multidimensionalen Skalierung individueller Urteilsdifferenzen

In der Tradition der eindimensionalen Skalierverfahren (THURSTONE 1927: "law of comparative judgement"), die zum Ziel hatten, physikalisch definierte Reizkontinua auf einem psychologischen Kontinuum so abzubilden, daß die Reizobjekte entlang einer einzigen subjektiven Eigenschaftsskala angeordnet werden, und der mehrdimensionalen Erweiterung der Skaliermethoden zur Erfassung mehrdimensionaler Reizsituationen (TORGERSON 1952, 1958), findet sich in neuerer Zeit ein zunehmendes Interesse an Modellen der Multi-Dimensionalen-Skalierung (MDS) zur Erfassung inter- und intraindividueller Urteilsdifferenzen (AHRENS 1974; BORG 1981; FEGER 1974). Ziel der MDS ist es hierbei, sowohl Individuen als auch Reize auf möglichst identischen Achsen im m-dimensionalen Raum abzubilden.

Eines der bekanntesten MDS-Modelle zur Strukturanalyse inter- und intraindividueller Urteilsdifferenzen ist die "points of view"-Analyse von TUCKER und MESSICK (1963). Hier werden in einem ersten Schritt unter Verwendung der "ECKART-YOUNG"-Prozedur die "view points" zur Charakterisierung der im Personenraum abgebildeten interindividuellen Differenzen ermittelt, und in einem zweiten Schritt werden dann durch eine EUKLID'sche MDS-Prozedur den "view points" jeweils separate, intraindividuell gegliederte Reizräume zugeordnet.

Demgegenüber steht das sogenannte "group stimulus model" von CARROLL und CHANG (1970), das so aufgebaut ist, daß sich die Gemeinsamkeiten individueller Differenzierung direkt auf die Reize, d.h. auf einen gemeinsamen Reizraum (group stimulus space) beziehen. Dabei wird angenommen, daß alle Personen konzeptuell denselben gemeinsamen Reizraum verwenden. Die interindividuelle Differenzierungsinformation zwischen verschiedenen Personen wird in Form individueller Gewichte berücksichtigt, mit deren Hilfe der gemeinsame Reizraum in die jeweiligen individuellen Räume transformiert werden kann. Das auf diesen Überlegungen basierende bekannteste Modell zur Bestimmung individueller Wahrnehmungsstrukturen ist INDSCAL (interessantes Anwendungsbeispiel bei HOWARD und SILVERMAN 1976).

Während das MDS-Modell von TUCKER und MESSICK zur Analyse intra- und interindividueller Differenzierung bei der Beurteilung von Reizähnlichkeiten in zwei Stufen eine Verknüpfung zwischen interindividuellen Differenzen und intraindividuell gegliederten Räumen herstellt, geht die CARROL- und CHANG-Prozedur einstufig von einem gemeinsamen Reizraum aus. Etwa in der Mitte zwischen beiden Modellen könnte ein Verfahren angesetzt werden, das sich vorwiegend zur Skalierung von Präferenzurteilen eignet und das ausgehend von Paarvergleichsurteilen oder Rangbildungen mit Hilfe einer definierten Funktion (B-T-L-Modell) Präferenzdaten in Distanzen transformiert und mit EUKLID'scher Metrik unter Verwendung des ECKART-YOUNG-Theorems mehrdimensionale Skalenwerte für Reizobjekte und Beurteilerindividuen in Form von Distanzkoordinaten errechnet. Dieses "individual difference model" von SCHÖNEMANN und WANG (1972) basiert auf der COOMBSschen Datentheorie und bestimmt die Urteilsperspektiven oder Standpunkte ("ideal points") von Individuen (interindividuell) oder die Veränderungen der Urteilsperspektive eines Individuums zu bestimmten Reizen in der Zeit (intraindividuell). (Zur Anwendung dieses Modells im klinischen Feld zur Erfassung intraindividueller Veränderungen von Präferenzstrukturen im therapeutischen Längsschnitt siehe STEINMEYER 1980). Auf dieses "individual difference model", das sich unseres Erachtens ganz besonders für den Einsatz im klinisch-psychopathologischen Feld eignet und mit dem wir in der Anwendung bei psychiatrischen Pat. schon einige Erfahrungen sammeln konnten, werden wir weiter unten ausführlich eingehen und seine empirische Anwendung im psychopathologischen Bereich anhand depressionsätiologischer Grundlagenforschung demonstrieren (zu dem Modell siehe auch DAVIDSON 1972; GREEN u. CARMONE 1972; SCHÖNEMANN 1970; SCHÖNEMANN u. WANG 1972; SHEPARD et al. 1972; STEINMEYER 1975).

In neuerer Zeit (etwa BORG 1982; FEGER 1974, 1975) werden Verfahren zur Erfassung individueller Attitudenstrukturen favorisiert, die in ihren methodischen Voraussetzungen in Form der non-metrischen (oder ordinalen) Skalierung auf die getrennte Anwendung von Distanz- und Raummodellen sowie auf die Verwendung einer bestimmten Funktionsform für die Umwandlung von empirischen Ähnlichkeitswerten in metrische Distanzmaße verzichten. Diese Verfahren basieren auf Überlegungen von SHEPARD (1962) und deren Weiterentwicklung durch KRUSKAL (1964), wobei die zentrale Eigenschaft dieser Verfahren in der Monotoniebedingung und der Vereinigung der beiden Schritte "Distanzmodell" und "Raummodell" zu einer einzigen Anpassungsprozedur zu sehen ist. Kriterium für die Optimalisierung der Anpassungsprozedur ist der sogenannte "stress", für dessen Berechnung mehrere Algorithmen zur Verfügung stehen (JOHNSON 1973; LINGOES 1972; YOUNG 1970). Obwohl diese Verfahren der ordinalen Skalierung weit weniger restriktive Annahmen machen als etwa das Modell von SCHÖNEMANN und WANG, erscheinen sie uns für den Einsatz im klinisch-psychopathologischen Feld wegen der sehr langwierigen und aufwendigen Datenerhebungsprozedur und der damit verbundenen oftmaligen Überforderung der Pat. weniger geeignet.

4.2.2. Das "Individual Difference Model for the Multidimensional Analysis of Preference Data"

Die allgemeinste Datentheorie für Präferenzdaten, die sich nach unseren Erfahrungen auch im klinisch-psychopathologischen Feld bewährt hat, ist die Datentheorie von COOMBS. COOMBS (1948, 1952, 1964) geht von der theoretischen Annahme aus, daß bei der Beurteilung von Reizen die Vpn als Ankerreiz oder Urteilsbasis einen sogenannten Idealreiz heranzieht, an dem sie alle konkret vorgegebenen Reize mißt. Alle vorgegebenen Reize kommen diesem hypothetischen Idealreiz mehr oder weniger nahe. Soll z.B. eine Vpn verschiedene vorgegebene Farben nach ihrer Attraktivität beurteilen, so geht die Theorie davon aus, daß die Vpn die vorgegebene Farbe am meisten präferieren wird, die ihrer Idealfarbe am nächsten kommt,

während die Farbe, die am Ende der Präferenzreihe steht, die größte
Distanz zu ihrer Idealfarbe besitzt. Aus der COOMBSschen Datentheorie
lassen sich mathematische Distanzmodelle ableiten, die im wesentlichen mit EUKLIDscher Metrik arbeiten, und die es gestatten, aufgrund von Paarvergleichsurteilen oder Rangbildungen die Idealreize
mehrerer Beurteiler sowie die Positionen der vorgegebenen Reize auf
einer gemeinsamen Skala metrisch abzubilden. Diese gemeinsame Skala
ist die sogenannte "Joint-Scale" oder einfach J-Skala. Aus dieser
J-Skala lassen sich nun für jeden einzelnen Beurteiler im Sinne des
COOMBSschen Unfolding-Modelles Individualskalen (I-Skalen) entwickeln, indem die J-Skala jeweils im Idealpunkt eines Beurteilers
gefaltet wird. Auf diesen Individualskalen stellen sich dann die
vorgegebenen Reize im metrischen Abstand zum jeweiligen Idealpunkt
der einzelnen Beurteiler dar. Abbildung 13 mag das COOMBSsche
Unfolding-Modell für den eindimensionalen Fall weiter erläutern.
Hier zeigt die J-Skala die Idealpunkte zweier Beurteiler und die
vier vorgegebenen Reize A, B, C und D. Die I-Skala des Beurteilers
1 zeigt die im Idealpunkt 1 gefaltete J-Skala, auf der sich die vier
Reize in ihrer Distanz zum Idealpunkt des Beurteilers 1, der gleich-
zeitig auch den absoluten Nullpunkt der Skala darstellt, repräsentieren. Die Individualskala des Beurteilers 2 zeigt eine ganz andere Präferenzordnung der Reize und ist im Idealpunkt 2 gefaltet.

Nun beschränkt sich die multidimensionale Individualskalierung
nicht nur auf den eindimensionalen Fall, sondern ermöglicht auch
die mehrdimensionale metrische Erfassung des Urteilsverhaltens.
Bei dem oben angeführten Farbbeispiel könnten die vorgegebenen Farben erstens in Farbton, zweitens in der Helligkeit und drittens in
der Farbsättigung variieren. Die drei Farben ließen sich folglich
in einem dreidimensionalen Meßgitter darstellen. Unter der Annahme,

Abbildung 13: Eindimensionales Unfolding nach COOMBS

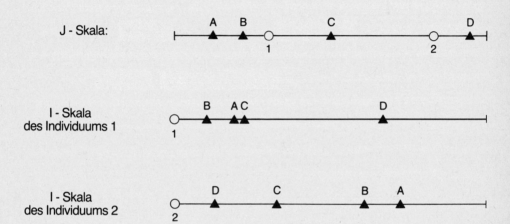

daß bei der Beurteilung der vorgegebenen Farben nach ihrer Attraktivität ein Individuum im wesentlichen den Farbton berücksichtigt, während ein anderes Individuum mehr die Helligkeit und den Sättigungsgrad der Farben für ihre Beurteilung heranzieht, wäre es mit Hilfe der multidimensionalen Individualskalierung möglich, die Idealpunkte der Beurteiler, die Positionen der Farbreize und die individuelle Gewichtung der drei Präferenzdimensionen in einem gemeinsamen dreidimensionalen Raum (Joint-Space) metrisch abzubilden.

Ein Modell, das auf dieser Theorie basiert, ist das bereits oben erwähnte "individual difference model for the multidimensional analysis of preference data" von SCHÖNEMANN und WANG (1972). Dieses Modell eignet sich zur Erfassung individueller Präferenzstrukturen und kann einerseits als mehrdimensionale Erweiterung des metrischen eindimensionalen BRADLEY-TERRY-LUCE- (B-T-L-)Modells aufgefaßt werden, andererseits stellt es eine Metrisierung des mehrdimensionalen, nichtmetrischen Unfolding-Modells von COOMBS dar. Hier werden im Sinne eines mehrdimensionalen Distanzmodells die Idealpunkte der Beurteiler und die Positionen der Reize aus den zugrundeliegenden Distanzen der BRADLEY-TERRY-LUCE-Skalenwerte bestimmt. Praktischer Ausgangspunkt ist die Erhebung von Präferenzdaten durch Paarvergleiche. Die Vpn wird gefragt, welchen von zwei Reizen sie jeweils gemäß einer bestimmten Urteilsdimension im Paarvergleich vorzieht. Dabei wird angenommen, daß die Vpn, wenn keine der beiden Alternativen für die Vpn "ideal" ist, diejenige Möglichkeit wählen wird, die ihrem Idealpunkt näher steht. Formalisiert man den Paarvergleich als den Vergleich von zwei Punkten, so wird nach der Theorie die Vpn den Punkt wählen, dessen Entfernung zu ihrem Idealpunkt geringer ist.

Abbildung 14: Darstellung zweier Reize im Abstand zum Idealpunkt

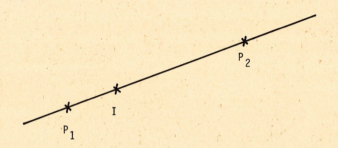

Auf dem Hintergrund der Modellvorstellung (vgl. Abb. 14) wird durch die geringe Distanz des Reizes P_1 zum Idealpunkt I (im Vergleich zur Distanz I - P_2) die Wahrscheinlichkeit einer Präferenz des Reizes P_1 bei der Wahl gegenüber dem Reiz P_2 postuliert. Das "individual difference model" ermöglicht nun die metrische Bestimmung der Idealpunkte von Individuen und die Skalenwerte der Reize, indem es die zugrundeliegenden Distanzen unter Berücksichtigung der interindividuellen Dimensionalität des Urteilsverhaltens reproduziert. Die reproduzierten Distanzen können als Maß für individuelle Urteilsperspektiven aufgefaßt werden auf einem Skalenniveau, das eine inferenzstatistische Absicherung von unterschiedlichen Beurteilungsstandpunkten zwischen einzelnen Individuen im Hinblick auf dimensionsspezifische Reize erlaubt. Das Modell setzt allerdings voraus, daß bei seiner Anwendung recht genaue Kenntnisse über die Dimensionalität des Reizmaterials besteht, was bei psychologischen oder psychopathologischen relevanten Untersuchungen relativ selten der

Fall ist, im Falle der weiter unten demonstrierten Anwendung zur Erfassung von Attributionsstilen aber recht eindeutig im Sinne eines dreidimensionalen Präferenzsystems nach den bekannten drei Dimensionen internal - external, spezifisch - global und stabil - labil vorzunehmen ist. Darüber hinaus verlangt das Modell als deterministisches Modell eine relativ perfekte Datenstruktur schon auf der Ebene der Erhebungsdaten, weil sonst eine ausreichende Modelladäquatheit nicht gesichert werden kann.

4.2.2.1. Spezifizierung der Methode

Ausgangspunkt des Modells sind binäre Input-Informationen in Form von Paarvergleichen, die zu einer kombinierten Paarvergleichsmatrix pro Beurteiler zusammengefaßt werden. Die Matrizen enthalten Proportionen, die als Schätzung der Wahrscheinlichkeit herangezogen werden, mit der der Zeilenreiz dem Spaltenreiz vorgezogen wird. Nun werden in der ersten Stufe im Sinne des Distanzmodells aus jeder der Matrizen der Form Q (Replikationen) x P x P (Reize mal Reize) nach der Funktionsformel des B-T-L-Modells für jeden einzelnen Beurteiler P-Skalenwerte abgeleitet (siehe dazu SIXTL 1967, S. 209 ff.). Dazu hat MOSTELLER (1951) einen Konsistenztest entwickelt, der eine zufallskritische Prüfung der Diskrepanzen zwischen den empirischen und den reproduzierten Prozentanteilen gestattet, so daß auf der Ebene der eindimensionalen B-T-L-Skalenwerte die Modelladäquatheit getrennt für jeden einzelnen Beurteiler abgeschätzt werden kann. SCHÖNEMANN und WANG (1972) legen nun in Anlehnung an LUCE (1961) und KRANTZ (1967) eine mehrdimensionale Erweiterung des Modells vor, indem sie ausgehend von der gesamten Matrix N (Beurteiler) x $\frac{n}{2}$ (Reize) eine logistische Beziehung zwischen den Wahrscheinlichkeiten der Paarvergleichsurteile und den Differenzen innerhalb der quadrierten Distanzen herstellen. In einem zweiten Schritt werden zur simultanen Erfassung der latenten Struktur, der sowohl die Kovariation der beurteilenden Individuen als auch die der Reize zugrundeliegt, Beurteiler und die von ihnen beurteilten Reize mit EUKLID'scher Metrik in einem gemeinsamen mehrdimensionalen Raum abgebildet. Hierzu wird eine Dimensionsanalyse der Skalar-Produkt-Matrix über die manifeste Datenmatrix in der Form Beurteiler (N) x Reize ($\frac{n}{2}$) nach einem Reduktionstheorem durchgeführt, das von ECKART und YOUNG 1936 vorgelegt und von JOHNSON 1963 bewiesen wurde (formales Modell und algebraische Lösung siehe SCHÖNEMANN 1970, S. 351 ff.; SCHÖNEMANN u. WANG 1972, S. 276 ff.). Bei der Ermittlung der Dimensionalität in Form der Berechnung von Eigenwerten (ECKART-YOUNG-root) geht das Modell aus rechenökonomischen Gründen von der kleineren Seite der Urteilsmatrix aus, bei $N < (\frac{n}{2})$ wird z.B. die Kovariation der Beurteiler zugrundegelegt. Die Dimensionsanalyse zeigt dann, "nach wieviel unabhängigen Dimensionen interindividuelle Differenzen beschreibbar sind und welches Gewicht diese für die Urteilsbildung der Personen haben" (AHRENS 1974).

4.2.3. Datenerhebung von U II

In einem ersten Schritt in unserer U II mußten Reize entwickelt werden, die das vorgestellte Kausalattributionsmuster von Mißerfolgserlebnissen in genügend klarer Weise repräsentieren. Um alle Kombinationen des dreidimensionalen Gittermodells zu erfassen, mußten insgesamt acht Reize erstellt werden, wobei die Schwierigkeit einmal darin bestand, daß die Reize nicht zu komplex sein durften, zum anderen in genügendem Maße die intendierte Reizstruktur besaßen. Nach vielen Vorversuchen bei Depressiven und Gesunden wurden schließlich acht Reize entwickelt, die den Vpn nach einer manipulierten Mißerfolgssituation angeboten werden konnten. Hier wurden die Vpn - wie schon in U I - wieder in die oben beschriebene Testsituation gebracht, in der sie annehmen mußten, es handele sich um eine Testuntersuchung zur Erfassung der sozialen Kompetenz. Da es bei dieser Form der U II schon auf der Ebene der Datenerfassung - wegen der zu fordernden perfekten Datenstruktur - zu einer Reduktion von Pat. kam, sollen hier nur die Untersuchungen zur Kausalattribution von Mißerfolgssituationen während und nach der Erkrankung von stationären depressiven Patienten im Vergleich zu gesunden und psychiatrischen Kontrollfällen dargestellt werden. Die Reize, die einzeln auf Kärtchen geschrieben die Urteilsmatrix repräsentieren, wurden den Pat. im Paarvergleich in folgender Form mit der Fragestellung vorgelegt:

"Was hat Ihrer Meinung nach bei diesem Test eher zu Ihrem Mißerfolg geführt"?

Die Tatsache, daß

1) mir gerade die sozialen Fähigkeiten und Kenntnisse gefehlt haben und immer fehlen werden, die zur Lösung solcher spezieller Aufgaben verlangt werden (internal, spezifisch, stabil) = ISS,

2) derartige Tests zur Erfassung sozialer Fähigkeiten ungeeignet oder unfair sind (external, spezifisch, stabil) = ESS,

3) ich gerade bei dieser Testaufgabe müde war und mich nicht konzentrieren konnte (internal, spezifisch, labil) = ISL,

4) ich bei diesem Test einfach mal Pech gehabt habe (external, spezifisch, labil) = ESL,

5) mir überhaupt und immer wieder die Fähigkeiten und Eigenschaften fehlen, die man zur Bewältigung von Problemen und zum Meistern von Schwierigkeiten braucht (internal, global, stabil) = IGS,

6) Tests generell wenig aussagekräftig sind und die wahren Ergebnisse verfälschen (external, global, stabil) = EGS,

7) ich mich im Augenblick bei keiner Aufgabe und in keiner Situation genügend konzentrieren und anstrengen kann (internal, global, labil) = IGL,

8) ich im Augenblick in allen Situationen einfach Pech habe (external, global, labil) = EGL".

Die Datenaufnahme erfolgte bei jeder Vpn in zehn Replikationen, die alle nacheinander durchgeführt wurden. Bei acht Reizen ergeben sich jeweils 28 Paarvergleiche pro Durchgang. Die Daten lassen sich in eine spiegelsymmetrische Rohdatenmatrix folgender Form schreiben (siehe Abb. 15). In die Matric wird eine Eins eingetragen, wenn die Zeilenaussage im Vergleich mit der Spaltenaussage als bedeutsamer bezeichnet wird, sonst eine Null. Es ergeben sich also in unserer U II pro Vpn zehn Dominanzmatrizen getrennt für jeweils die beiden Datenerhebungszeitpunkte. Im therapeutischen Längsschnitt wurden zehn depressive Pat. untersucht, die nach dem klinischen Urteils als endogene Depressionen vom Typ bipolar I (ICD-9 296.3) diagnostiziert waren und die aufgrund ihrer Testparameter in das Cluster 1 der oben geschilderten Clusteranalysen hineinpaßten, darüber hinaus zehn Pat., die klinisch mit der Diagnose einer neurotischen Depression (ICD-9 300.4) versehen wurden, zehn Pat. mit einer ausgeprägten nicht-depressiven psychiatrischen Symptomatik und zehn psychisch-unauffällige Kontrollpersonen. Die erste Datenaufnahme erfolgte bei den Pat. zum Zeitpunkt ihrer psychischen Er-

Abbildung 15:   Dominanz-Matrix (Spalte über Zeile)

	IN/SPE/STA	EX/SPE/STA	IN/SPE/LA	EX/SPE/LA	IN/GLO/STA	EX/GLO/STA	IN/GLO/LA	EX/GLO/LA
IN/SPE/STA	-	1	1	1	0	0	1	1
EX/SPE/STA	0	-	1	1	0	1	0	0
IN/SPE/LA	0	0	-	0	0	0	1	0
EX/SPE/LA	1	0	1	-	1	1	1	1
IN/GLO/STA	1	1	1	0	-	1	0	0
EX/GLO/STA	1	0	1	0	0	-	1	1
IN/GLO/LA	0	1	0	0	1	0	-	0
EX/GLO/LA	0	1	0	0	1	0	1	-

1 = Zeilenaussage bedeutsamer als Spaltenaussage, sonst 0. = binäre Entscheidung

Diese Matrix gibt es insgesamt 20x pro Person: 10x in Depression
10x nod u

krankung, wobei aber die psychopathologische Symptomatik insoweit eingedämmt war, daß die Pat. einer experimentellen Untersuchung zugänglich waren. Die zweite Datenerhebung wurde nach klinischer Remission der Symptomatik durchgeführt. Die zeitliche Diskrepanz zwischen den beiden Datenerhebungszeitpunkten bei der Gruppe der psychisch unauffälligen Kontrollpersonen wurde in etwa dem Intervall bei den psychiatrischen Pat. angeglichen.

4.2.3.1. Konsistenzanalyse der Paarvergleichsurteile

Bei der Methode der Paarvergleiche ist es möglich, schon auf der Ebene der Datenerhebung das Urteilsverhalten der Pat. über eine logistische Analyse der Urteilskombinationen zu überprüfen, indem die Anzahl tatsächlich beobachteter sogenannter zirkulärer Triaden zu der Anzahl der maximal möglichen zirkulären Triaden in Beziehung gesetzt wird. Gliedert man die binären Entscheidungen in Entscheidungen zu drei Reizpaaren, kann man feststellen, daß die dritte Entscheidung aufgrund der beiden vorhergehenden Entscheidungen bereits logisch festlegt. Wird z.B. Reiz A dem Reiz B vorgezogen und Reiz B dem Reiz C, so folgt daraus, daß Reiz A dem Reiz C vorgezogen werden muß aufgrund logischer Urteilsstrukturen. Wird gegen diese logische Entscheidung verstoßen, dann kommt es zu sogenannten intrasitiven Verkettungen oder - wie KENDALL (1948, 1955) sagt - zu zirkulären Triaden. Diese zirkulären Triaden treten nach SIXTL (1967) auf:

"1. Wenn das zu skalierende Merkmal komplex ist, die Objekte also nicht in eine einzige Dimension fallen, so daß die binären Entscheidungen als Funktion einer Vektorgröße in einem Raum unbekannter Dimensionalität aufgefaßt werden müssen,

2. wenn die Merkmalsdifferenzen sehr klein sind. Sie entstehen dann durch Zufall, da dies (Urteil i = j) per instructionem ausgeschlossen sind. Man kann weiter vermuten,

3. daß die zirkulären Triaden eine Folge bestimmter Persönlichkeitseigenschaften sind. Bestimmte Personen urteilen in jeder Situation hoch konsistent, andere geben immer eine größere Anzahl intrasitiver Urteile, unbeschadet des Merkmals, das skaliert wird.

4. Zirkuläre Triaden treten auf als Folge von Indifferenz gegenüber einem oder mehreren Objekten. Darüber hinaus als Folge allgemeinen Desinteresses und Mangels an Sorgfalt" (SIXTL 1967, S. 157 ff.).

KENDALL hat hierzu ein Konsistenzmaß entwickelt, das aus dem Verhältnis maximal möglicher und tatsächlich vorhandener zirkulärer Triaden Aufschluß über das noch tolerierbare Urteilsverhalten der Vpn gibt. Das Ausmaß dieser Konsistenz läßt sich dann über einen Chi^2-Test auf Signifikanz testen (zur genauen Berechnung siehe SIXTL 1967, S. 158 ff.).

Bei den hier verwendeten acht Reizen ergeben sich eine maximale Anzahl von 20 möglichen zirkulären Triaden. Der kritische Wert bei acht Reizen für das 5 %-Niveau von Chi^2 = 41,3 bei 28 Freiheitsgraden wird bei acht zirkulären Triaden erreicht, so daß alle Urteilsmatrizen, die acht oder mehr zirkuläre Triaden aufweisen, auf ein inkonsistentes Urteilsverhalten der Vpn hinweisen und nicht in Datenanalyse weiter eingehen.

Nach der Analyse der Konsistenzen der Urteilsmatrizen aller Vpn erhalten wir für fünf Pat. aus der Gruppe der endogenen Depressionen bei allen zehn Replikationen eine ausreichend konsistente Matrix, ebenso bei sechs Pat. aus der Gruppe der neurotischen Depressionen, bei sechs Pat. aus der psychiatrischen und bei sieben Pat. in der normalen Kontrollgruppe. Insgesamt wurden also 24 Pat. in die folgende Analyse einbezogen. Hier wird eine Schwierigkeit der Anwendung deterministischer Modelle besonders im klinischen Feld deutlich, nämlich die große Selektion von Vpn, die aufgrund der vorauszusetzenden relativ perfekten Datenstruktur auftritt. Will man aber auf eine genauere Analyse des autodeskriptiven Urteilsverhaltens verzichten, so könnte man die Datenerhebung auch in Form von Rangbildungen durchführen, wobei dann jede Vpn aufgefordert wird, die vorgegebenen Reize aufgrund der Präferenzdimension in eine Rangreihe zu bringen. Aufgrund dieser Rangreihen könnte dann jeweils eine vollständig konsistente Dominanzmatrix erstellt werden und es käme zu keinerlei Ausfall von Vpn.

4.3. Ergebnisse der multidimensionalen Individualskalierung von Attributionsmustern zum Zeitpunkt der ersten Datenaufnahme

Ausgangspunkt der Datenanalyse sind die aus den zehn Replikationen aggregierten kombinierten Dominanzmatrizen der einzelnen Pat. Hier muß zunächst in einem weiteren Schritt geprüft werden, ob die zu aggregierenden Urteilsmatrizen eine so geringe intraindividuelle Variabilität aufweisen, daß eine relativ große Stabilität des Urteilsverhaltens über die Zeit der zehn Replikationen zu sichern ist. Zur Beantwortung dieser Frage kann der Q-Test von COCHRAN (1952) herangezogen werden, dem die Null-Hypothese zugrunde liegt, daß die

Q-replizierten Urteilsmatrizen der Größe $(\frac{n}{2})$ derselben Grundgesamtheit entstammen. Die für die Urteilskonstanz der einzelnen Pat. berechneten Q-Werte zeigen allesamt keine signifikanten Ergebnisse, so daß eine ausreichende Stabilität des Urteilsverhaltens jedes der 24 Pat. zu sichern ist, und die einzelnen Ausgangsmatrizen zu kombinieren sind (genauer Rechengang s. SIXTL 1967, S. 165).

Die MOSTELLER-Tests[*], die für jede eindimensionale B-T-L-Lösung berechnet wurden, zeigten eine ausreichende Güte der Anpassung der eindimensionalen Skalenwerte für jede der 24 Vpn, so daß von einer angemessenen Modelladäquatheit auf dieser eindimensionalen Ebene für jede Vpn ausgegangen werden kann. Auf die Darstellung der B-T-L-Skalenwerte und auf die Chi^2-Werte der MOSTELLER-Tests soll hier aus Platzgründen verzichtet werden, zumal diese Tests keine optimale Prüfung des "goodness of fit" darstellen, weil sie nur eine Variationsquelle der Datenvarianz berücksichtigen. Die Möglichkeit, den Einfluß dreier Komponenten auf die Varianz der Daten zu überprüfen, haben GULLIKSEN und TUKEY 1958 eröffnet. Dadurch wird es möglich, den Einfluß der Unterschiede in den "wahren" Skalenwerten zu bestimmen, die Abweichung der Daten von dem linearen Skaliermodell zu betrachten und die Diskrepanzen zwischen den beobachteten und den unter Anwendung des Skaliermodells reproduzierten Daten zufallskritisch abzusichern.

* Die Analysen wurden mit dem Rechenprogramm WANG auf dem Cyber 175 der RWTH Aachen gerechnet. Für die Adaptierung des Programmes WANG an den Großrechner und für die Programmierarbeiten danke ich dem Informatiker Herrn Axel RAMAKERS.

Die ECKART-YOUNG-roots der Quasiskalaproduktmatrix zeigt drei dominante Eigenwerte, so daß eine dreidimensionale Lösung wahrscheinlich ist (s. Tab. 18).

Tabelle 18: ECKART-YOUNG-roots der Quasiskalaproduktmatrix der ersten Datenaufnahme

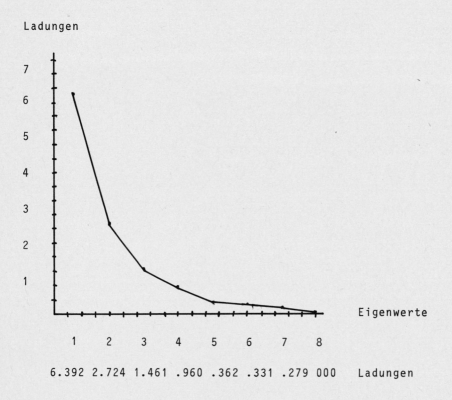

Tabelle 19: Reize und Idealpunkte der 24 Versuchspersonen bei der ersten Datenaufnahme

IDEALPUNKTE

Vpn	1	2	3
1	.7111	-.0109	.0304
2	.7084	.3299	-.0732
3	.7027	-.0056	.1282
4	.6844	-.0763	.2549
5	.6823	-.0790	.1666
6	.5079	.9780	-.2825
7	.5880	-.2540	.1220
8	.2767	-.4144	-.1235
9	.1010	-.6655	.0999
10	.6431	.1400	-.0495
11	.6805	-.0470	.0843
12	-.6890	.0170	.1131
13	-.3204	-.0784	-.3939
14	.0644	.1470	-.4108
15	-.3508	.2206	-.3320
16	-.6090	-.3752	-.1619
17	.0033	.5613	-.1184
18	-.2890	.5323	.4390
19	-.6098	.1982	.1901
20	-.5101	.2629	-.0748
21	-.6888	-.2375	-.1260
22	-.7495	-.0026	.2089
23	-.7499	-.1182	.0949
24	-.7876	-.1226	.2141

○ E-D endogen-depro.
● R-D reakt.-depress
□ P-K psychiatr. Kontr.
■ N-K normale Kont.

ATTRIBUTIONEN

REIZE	1	2	3
1 ISS	.8475	.0043	-.4482
2 ESS	-.4849	.9776	.0592
3 ISL	.1071	-.9569	-.4442
4 ESL	-.7937	.2530	-.4253
5 IGS	1.1714	-.3267	.6532
6 EGS	-.5968	.9367	1.1185
7 IGL	.3466	-1.3575	.2178
8 EGL	-1.2244	-.2928	.2343

▲ REIZE

Die Erweiterung des MOSTELLER-Tests auf die mehrdimensionalen Skalenwerte zeigte bis auf die Vpn 24, wo sich ein Chi^2-Wert von 33,974 bei 21 Freiheitsgraden als signifikant erweist, eine ausreichende Anpassung der dreidimensionalen Lösung für alle anderen 23 Vpn. Auch der Gesamt-Chi^2-Test, der einen Test für die Angemessenheit des Gesamtmodells an die Gesamtheit der Daten darstellt, zeigt eine insgesamt angemessene Lösung des Modells (Chi^2 = 506,853, bei 504 df, Alpha = .456).

In Tabelle 19 werden die Koordinaten für die Reize und die Idealpunkte der 24 Vpn aufgeführt. Hierbei sind die Koordinaten der fünf Vpn aus der Gruppe der endogenen Depressionen (E-D) durch einen offenen Kreis gekennzeichnet, die sechs Vpn der Gruppe der neurotischen Depressionen (R-D) durch einen ausgefüllten Kreis, die sechs Vpn der psychiatrischen Kontrollgruppe (P-K) durch ein offenes Viereck und die sieben Vpn der gesunden Kontrollgruppe (N-K) durch ein ausgefülltes Viereck gekennzeichnet. Die Koordinaten der Reize wurden durch ein ausgefülltes Dreieck symbolisiert.

Setzt man die errechneten Koordinaten in ein graphisches Schaubild um, so zeigt Abbildung 16, daß durch die acht Reize gemäß der implizierten Theorie ein dreidimensionaler Raum aufgespannt wird. Die Reize sind durch dreieckige Symbole gekennzeichnet, wobei der erste Buchstabe der Abkürzungen die externalen (E) bzw. internalen (I) Ursachen, der zweite Buchstabe die globalen (G) bzw. spezifischen (S) und der dritte Buchstabe (S) die stabilen bzw. die labilen (L) Ursachen unterscheidet. Aus Abbildung 16 wird ferner deutlich, daß sich die Reize auf der horizontalen Achse in externale und internale Ursachen, auf der senkrechten Achse in stabile und labile Ursachen und auf der isoliert gezeichneten dritten Ebene in spezifische und

Abbildung 16: Reize und Idealpunkte der Probanden im joint space

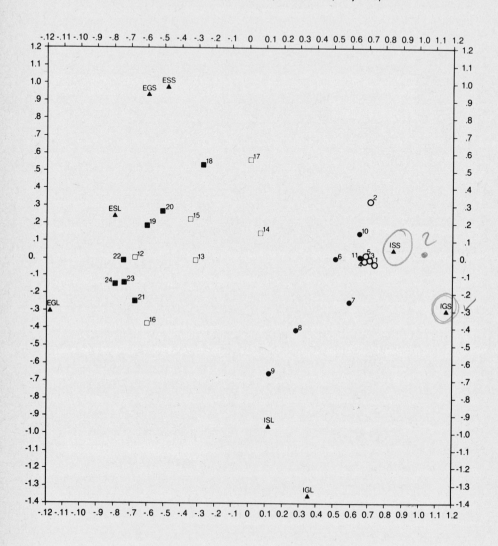

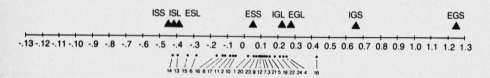

globale Ursachen unterteilen lassen. Weiter sind in Abbildung 16 die Idealpunkte aller 24 Vpn dargestellt, die sozusagen die hypothetischen Ursachen darstellen, die jedes Individuum in höchst möglichem Ausmaß für ihren Mißerfolg verantwortlich macht.

4.3.1. Impressionistische Analyse der idiographischen Individualdaten

Es ist nun auf dieser Ebene der Datenverarbeitung möglich – und dieser Schritt ist auch in der quantitativen Forschung im klinischen Feld meines Erachtens besonders wichtig – eine impressionistische Analyse der idiographischen Daten vorzunehmen, d.h. das Attributionsmuster einer jeden einzelnen Vpn in seiner ganzen Individualität und außerhalb jeder übergreifenden Klassifikation genau zu beschreiben. So wird aus Abbildung 16 deutlich, daß die ersten fünf Vpn aus der Gruppe der endogenen Depression, die durch offene Kreise und die Ziffern 1 bis 5 gekennzeichnet sind, alle sehr eng beieinander liegen (mit geringer Ausnahme der Vpn 2) und eine sehr geringe Distanz aufweisen zu den vorgegebenen Ursachen, die eine internale, spezifische und stabile Kausalattribution kennzeichnet. Hiernach führt die Gruppe der endogen Depressiven mit recht geringer interindividueller Urteilsvariabilität ihren Mißerfolg in der spezifischen Leistungssituation vor allen anderen vorgegebenen Ursachen hauptsächlich auf die Tatsache zurück, daß ihr gerade die sozialen Fähigkeiten und Kenntnisse gefehlt haben und immer fehlen werden, die zur Lösung solcher spezifischen Aufgaben verlangt werden. Darüber hinaus zeigt sich auch eine recht geringe Distanz der Idealpunkte der Gruppe der endogenen Depressionen zu den internalen, globalen und stabilen Kausalattributionen, wonach diese Gruppe von Pat. in zweiter Linie die Tatsache für ihren Mißerfolg verantwortlich macht, daß ihnen überhaupt und immer wieder die Fähigkeiten und Eigenschaften fehlen, die man zur Bewältigung von Problemen und zum Meistern von Schwierigkeiten braucht. Aus der Abbildung wird ferner deutlich, daß die Gruppe der endogenen Depressionen insgesamt die beiden Ursachen in erster Linie für ihren Mißerfolg verantwortlich machen, die interne und stabile Faktoren als Ursachenerklärung heranziehen, während die Distanzen zu den internen und labilen Ursachen ebenso wie zu den externen Ursachenfaktoren sehr groß sind.

Die Gruppe der Pat. mit einer neurotischen Depression, die durch die geschlossenen Punkte und durch die Zahlen 6 bis 11 dargestellt sind, zeigen insgesamt eine sehr viel größere Streuung ihrer Idealpunkte, wobei aber auch hier noch alle Idealpunkte der Gruppe der neurotischen Depressionen auf der rechten Seite des "joint-space", also auf der "internalen" Seite anzutreffen sind. Während die Pat. sechs, zehn und elf aus dieser Gruppe ein ähnliches Attributionsmuster zeigen wie die Gruppe der endogenen Depressionen, zeigt sich bei den Pat. acht und neun und auch tendenzmäßig bei der Vpn sieben eine Verschiebung zu den labilen, internalen Kausalattributionen hin. So kommt die Ursache, daß diese Pat. "gerade bei dieser Testaufgabe müde waren und sich nicht konzentrieren" konnten, als Hauptgrund für ihren Mißerfolg in Frage, während die Aussage, daß sich die Vpn "im Augenblick bei keiner Aufgabe und in keiner Situation genügend konzentrieren und anstrengen" können, als zweitwichtigste Ursache für den Mißerfolg angesehen wird. Ähnlich ist die Präferenzstruktur der Vpn acht.

Demgegenüber zeigen die psychiatrischen Pat. mit einer nichtdepressiven Symptomatik ebenso wie die gesunden Kontrollpersonen eindeutig eine größere Nähe zu den externalisierten Kausalattributionen. Hier besteht insgesamt gesehen bei allen Vpn der Kontrollgruppe die geringste Distanz ihrer Idealpunkte zu den vorgegebenen externalen, spezifischen und labilen Kausalattributionen. Demnach führen ganz besonders die Vpn der gesunden Kontrollgruppe ihren Mißerfolg auf die Tatsache zurück, daß sie bei diesem Test einfach mal Pech gehabt haben und nehmen dann weiter in etwa gleicher Bedeutsamkeit für ihren Mißerfolg die Tatsache in Anspruch, daß derartige Tests zur Erfassung sozialer Fähigkeiten ungeeignet oder unfair sind, daß Tests generell weniger aussagekräftig sind und die wahren Ergebnisse verfälschen, oder daß sie im Augenblick in allen Situationen einfach Pech haben. Wie aus der Abbildung weiter deutlich wird, differenziert die dritte Dimension, die die Reize auf der Achse spezifisch-global gliedert, nicht mehr zwischen den verschiedenen Pat., so daß eine Untergliederung der Gesamtstichprobe nur auf den beiden Dimensionen Internalität-Externalität und Stabilität-Labilität geleistet wird.

Insgesamt kann man nach der graphischen Inspektion der Einzeldaten der 24 Vpn schließen, daß gemäß der SELIGMANschen Theorie die depressiven Pat. in ihrer Depression den Grund für ihren Mißerfolg in der Leistungssituation eher in internalisierenden Ursachenzuschreibungen sehen, während nicht-depressive psychiatrische Pat. und gesunde Kontrollen ihre Idealgründe eher bei externalisierenden Ursachenzuschreibungen sehen. Interessant ist in diesem Zusammenhang noch einmal, daß die Streubreite der endogenen Depressionen hinsichtlich ihrer Idealpunkte außerordentlich gering ist, während die neurotischen Depressionen hier eine sehr viel stärkere Variabilität aufweisen. Tendenzmäßig ergibt sich überblicksmäßig bei den neurotischen Depressionen im Vergleich mit den endogenen Depressionen, die eine Stabilität ihrer internalisierten Ursachen annehmen, eher eine Verlagerung ihrer Ursachenzuschreibung zu den internalen und labilen Ursachen.

4.3.2.   Diskriminanzanalytische Aggregierung der Einzelbeobachtungen

Um über diesen impressionistischen Eindruck hinausgehend die Frage zu prüfen, ob die oben geschilderten Verteilungen der verschiedenen Idealpunkte der Vpn wirkliche Unterschiede darstellen oder statistisch nicht zu sichernde Zufallsschwankungen sind, muß zur inferenzstatistischen Absicherung der Daten ein Skalen-Niveau hergeleitet werden, das die Anwendung multivariater statistischer Modelle ermöglicht. Hierzu wird im Sinne des metrischen Unfoldings die dreidimensionale J-Skala im Idealpunkt einer jeden Vpn so gefaltet, so daß sich für jeden einzelnen Pat. eine Individualskala ergibt, auf der sich die Abstände der vorgegebenen Ursachen zum Idealpunkt eines jeden Individuums auf einer Raumgeraden metrisch darstellen. Hierbei handelt es sich um echte Meßskalen mit absolutem Nullpunkt, äquidistanter Metrik, gleicher Normierung und auch Homogenität der Varianzen. Die Individualskalen (I-Skalen) sind in der nachfolgenden Tabelle 20 dargestellt.

Nach der mehr impressionistischen Analyse der individuellen Attributionsmuster einer jeden Vpn ist es nun weiter nötig im Sinne einer nomotetischen Aussage, die Daten auf ein Aggregierungsniveau zu bringen, das es ermöglicht, inferenzstatistische Gruppenaussagen

Tabelle 20: Die im Idealpunkt der 24 Versuchspersonen gefalteten
Individualskalen zum Zeitpunkt der ersten Datenaufnahme

URSACHEN

Vpn	ISS	ESS	ISL	ESL	IGS	EGS	IGL	EGL	
1	.498	1.552	1.219	1.594	.836	1.948	1.408	1.967	
2	.516	1.364	1.468	1.545	1.083	1.869	1.750	2.054	
3	.594	1.543	1.260	1.616	.774	1.886	1.401	1.951	ED
4	.726	1.586	1.264	1.660	.677	1.848	1.325	1.921	
5	.642	1.578	1.215	1.625	.733	1.890	1.323	1.920	
6	.385	1.383	1.122	1.321	1.216	1.980	1.529	1.845	
7	.678	1.635	1.023	1.570	.792	1.953	1.134	1.816	
8	.779	1.592	.653	1.297	1.188	2.033	1.005	1.548	
9	1.143	1.745	.617	1.386	1.252	2.023	.744	1.383	RD
10	.468	1.409	1.283	1.489	.995	1.881	1.550	1.938	
11	.560	1.552	1.198	1.558	.802	1.916	1.359	1.927	
12	1.636	.984	1.376	.597	1.968	1.366	1.724	.630	
13	1.172	1.161	.978	.579	1.839	1.842	1.567	1.122	
14	.797	1.101	1.105	.865	1.607	1.844	1.655	1.507	
15	1.223	.863	1.268	.454	1.894	1.636	1.811	1.161	PK
16	1.532	1.376	.965	.706	1.959	1.833	1.422	.737	
17	1.064	.666	1.556	.908	1.658	1.425	1.978	1.537	
18	1.535	.617	1.776	1.039	1.708	.849	1.006	1.246	
19	1.603	.800	1.500	.645	1.914	1.186	1.826	.788	
20	1.432	.728	1.416	.451	1.925	1.373	1.856	.956	
21	1.588	1.246	1.119	.584	2.019	1.714	1.564	.648	NK
22	1.727	1.026	1.439	.685	1.998	1.316	1.743	.557	
23	1.692	1.128	1.345	.641	2.012	1.478	1.659	.524	
24	1.767	1.152	1.389	.742	2.018	1.406	1.677	.469	

zum Attributionsmuster der jeweiligen Gruppen zu machen. Hierzu wurde eine multivariate Diskriminanzanalyse über die vier Gruppen gerechnet, wobei die Distanzen einer jeden Vpn zu den acht Reizen als Variablen aufgefaßt wurden. Die gerechnete lineare multivariate Diskriminanzanalyse *, die zu einer optimalen Trennung der Gruppen durch eine verschiedene Gewichtung der Variablen führt, zeigt drei Eigenwerte, wobei nur die ersten beiden Eigenwerte eine bedeutsame diskriminative Potenz aufweisen (siehe Tabelle 21).

Tabelle 21:   Eigenwerte der ersten Diskriminanzanalyse

---
1) λ = 32,8202, V_0 = 87,06, df = 24 $\alpha < 0,01$

2) λ = 1,4087, V_1 = 27,20, df = 14 $\alpha < 0,25$

3) λ = 1,0566, V_2 = 12,26, df = 6   nicht signifikant

Hiernach ergibt sich eine zweidimensionale Lösung für den Diskriminanzraum. In der folgenden Abbildung sind die Mittelwerte der vier Gruppen auf den beiden Diskriminanzfaktoren dargestellt (siehe Abbildung 17).

* Die Berechnung erfolgte auf dem CBM-Computer der Abteilung Psychiatrie.

Abbildung 17: Mittelwerte der vier Gruppen auf den Trenndimensionen

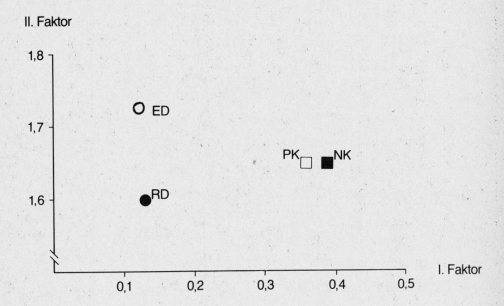

Aus der Abbildung wird deutlich, daß die Mittelwerte, die einen Indikator des Attributionsstiles der definierten Subgruppen darstellen, bei den beiden Kontrollgruppen recht nahe beieinanderliegen und deutlich abgesetzt und signifikant getrennt sind von den Attributionsmustern der beiden Gruppen Depressiver. Hierbei trennt der erste Diskriminanzfaktor die depressiven Patienten- von den Kontrollgruppen. Der zweite Faktor diskriminiert statistisch bedeutsam die beiden Depressionsgruppen innerhalb der depressiven Phase. Betrachtet man die Ladungen der acht Variablen, die angeben, wie hoch ihr diskriminativer Anteil auf der Trenndimension ist, so führt die Diskriminanzanalyse inhaltlich zu folgendem Ergebnis: Der erste Diskriminanzfaktor, der vor allem die beiden Gruppen der depressiven Pat. von den Kontrollgruppen trennt, wird hauptsächlich durch die beiden Variablen 4 ("ich habe bei diesen Tests einfach mal Pech gehabt") und 5 ("mir fehlen überhaupt und immer wieder die Fähigkeiten und Eigenschaften, die man zur Bewältigung von Problemen und zum Meistern von Schwierigkeiten braucht", die beide Patientengruppen am besten trennen. Für den zweiten Diskriminanzfaktor, der in differentialdiagnostischer Weise die Gruppe der endogen Depressiven von der Gruppe der neurotisch Depressiven innerhalb der depressiven Phase trennt, ist die Variable 3 derart bedeutsam, daß neurotisch depressive Pat. im Vergleich mit den endogenen Depressiven in weit stärkerem Maße ihren Mißerfolg in der Tatsache begründet sehen, daß sie sich gerade bei dieser Testaufgabe nicht konzentrieren konnten und müde waren. Die Ladungen der Variablen auf den beiden Diskriminanzfaktoren sind in der nachfolgenden Tabelle 22 dargestellt.

Tabelle 22: Ladung der Variablen auf den beiden Diskriminanzfaktoren der ersten Diskriminanzanalyse

		I.	II.
1.	ISS	.8900	.0814-
2.	ESS	.8496-	.0342-
3.	ISL	.4261	.5036-
4.	ESL	.9530-	.1674
5.	IGS	.9586	.1985-
6.	EGS	.7733-	.0932-
7.	IGL	.7067	.3260
8.	EGL	.8773-	.1879

4.4. Ergebnisse der multidimensionalen Individualskalierung der Attributionsmuster zum Zeitpunkt der zweiten Datenaufnahme

Die Analyse der Paarvergleichsmatrizen zum Zeitpunkt der zweiten Datenaufnahme nach klinischer Remission der Symptome mit dem Individualskalierungsmodell zeigt sowohl im eindimensionalen wie im mehrdimensionalen Fall eine sehr gute Anpassung des Modells an alle Vpn. Auch der Gesamt-Chi^2-Test zeigt für die Daten der zweiten Aufnahme eine überaus gute Anpassung des Gesamtmodells an die Daten (Chi^2 = 113,141 bei 504 Freiheitsgraden, Alpha = 1,00). In der folgenden Tabelle 24 sind die Koordinaten für die Reize und die Idealpunkte der Vpn für die zweite Datenaufnahme aufgeführt.

Tabelle 23: Darstellung der Eigenwerte der ECKART-YOUNG-roots für die zweite MDS-Lösung

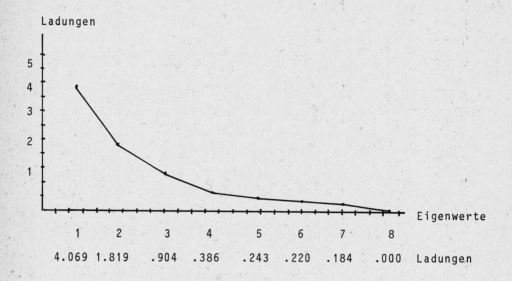

Abbildung 18 zeigt eine ähnliche Konfiguration der Reize im dreidimensionalen Raum wie bei der ersten Datenaufnahme. Auch hier ergibt die Berechnung der ECKART-YOUNG-roots der Skalarproduktmatrix eine dreidimensionale Lösung.

Tabelle 24: Idealpunkte und Attributionen der multidimensionalen Skalierung bei der zweiten Datenaufnahme

I D E A L P U N K T E

Vpn	1	2	3	
1	.3673	-.4940	-.0503	
2	.3619	-.1999	-.0045	
3	.0731	-.1740	.0906	○ E-D
4	-.1975	.0897	.0628	
5	.0771	-.1837	.1731	
6	-.5690	-.0297	-.0849	
7	-.6605	-.0356	.0266	
8	-.3609	.2619	.0084	● R-D
9	-.8028	-.2709	-.0662	
10	-.6626	-.1035	.0634	
11	-.7982	-.1167	-.1545	
12	.4322	.2430	-.0642	
13	.1720	.2046	.0573	
14	.1661	.1436	.0562	□ P-K
15	.3859	.2456	-.0087	
16	.7237	-.2488	-.1040	
17	.5053	.1500	-.0824	
18	.3665	-.1155	.0024	
19	.5314	.0180	-.0934	
20	.2568	.3122	-.0319	
21	.3410	-.2028	.1150	■ N-K
22	-.0832	-.0141	.0977	
23	-.3331	.2047	-.0618	
24	-.2926	.3159	.0531	

A T T R I B U T I O N E N

REIZE	1	2	3	
1 ISS	-.9776	-.2894	-.8232	
2 ESS	.5445	.6912	-.3190	
3 ISL	-.2428	-.6225	1.0222	
4 ESL	.6408	-.3461	.6948	
5 IGS	-.8463	-.3148	-1.2497	▲ REIZE
6 EGS	.1744	.8964	-.1022	
7 IGL	-.2553	-.7619	1.1652	
8 EGL	.9090	-.9189	-.7892	

Abbildung 18: Reize und Idealpunkte der Probanden im joint space zum Zeitpunkt der zweiten Datenaufnahme

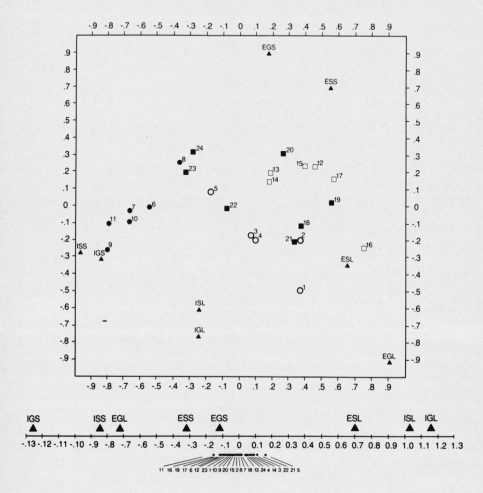

Hier sind im Gegensatz zur ersten Darstellung durch die erfolgte Rotation und Translation der Achsen die Pole der ersten Dimension spiegelsymmetrisch vertauscht. Auf der linken Seite sind die Ursachen angeboten, die eine eher internale Kausalattribution beinhalten, während sich auf der rechten Seite die externalen Kausalattributionen finden. Ferner zeigt sich - wie bei der ersten Lösung - auf der senkrechten Achse die Dimension Stabilität-Labilität realisiert. Hingegen ist die dritte wieder isoliert dargestellte Dimension Globalität-Spezifität nicht mehr so eindeutig gegliedert wie bei der ersten Datenaufnahme.

4.4.1. Impressionistische und inferenzstatistische Analyse der Daten der zweiten Aufnahme

Betrachtet man nun im zweidimensionalen joint-space die Idealpunkte der Vpn, so zeigt sich, daß die Idealpunkte der Gruppe der endogendepressiven Pat. nach Abklingen der Depression eine deutliche Veränderung des Attributionsmusters im Vergleich zum Attributionsverhalten innerhalb der depressiven Phase hinsichtlich des Mißerfolges in der spezifischen Situation zeigt. Und zwar gleicht sich das Attributionsverhalten der endogen depressiven Pat. nach Abklingen ihrer depressiven Phase stark dem Attributionsverhalten der Kontrollgruppen an. Hier besteht zumindestens impressionistisch kein Unterschied mehr bei der Inspektion der Idealpunkte zwischen den Idealpunkten der Gruppe der endogen depressiven sowie der psychiatrischen und normalen Kontrollgruppe. Sowohl von den endogen depressiven Pat. wie von den Kontrollgruppen wird in erster Linie die Tatsache für den Mißerfolg verantwortlich gemacht, daß sie "bei diesem Test einfach mal Pech gehabt hätten". Anders sieht es mit der Ursachenzuschreibung in der Gruppe der neurotisch Depressiven aus, die auch nach der Depression eher internale und stabile Ursachen für ihren Mißerfolg annehmen. In dieser Gruppe hat sich nach Abklingen der depressiven Symptomatik keine gravierende Veränderung im Attributionsstil ergeben. So führen diese Patienten auch nach der Depression ihren Mißerfolg auf die Tatsache zurück, daß ihnen gerade die sozialen Fähigkeiten und Fertigkeiten gefehlt haben und immer fehlen werden, die zur Lösung solcher spezifischen Aufgaben gebraucht werden und zum anderen glauben sie noch immer, "daß ihnen überhaupt und immer wieder die Fähigkeiten und Eigenschaften fehlen, die man zur Bewältigung von Problemen und zum Meistern von Schwierigkeiten braucht". Bei dieser zweiten Datenaufnahme hat sich der Attributionsstil der depressiven neurotischen Patienten im Vergleich mit der ersten Aufnahme dem optischen Eindruck der Datenstruktur nach insofern geändert, als sie nun ihren Mißerfolg eher internalen, stabilen Faktoren zuschreiben, während sie in der Depression den Ursachenhintergrund für ihren Mißerfolg eher in internen, labilen Ursachen sahen.

Zur inferenzstatistischen Absicherung der subgruppenspezifischen Attributionsmuster bei der zweiten Datenaufnahme wurden wiederum die Individualskalen für jede der 24 Vpn berechnet.

Über diese Daten wurde wiederum eine Diskriminanzanalyse gerechnet, deren Lösung in der folgenden Abbildung 19 dargestellt ist.

Abbildung 19: Mittelwerte der Patientengruppen auf den Trenndimensionen zum Zeitpunkt der zweiten Datenaufnahme

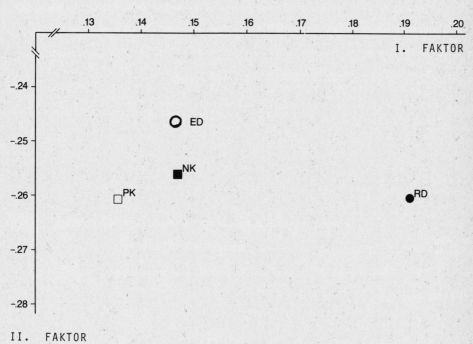

Tabelle 25: Die im Idealpunkt der 24 Versuchspersonen gefalteten
Individualskalen zum Zeitpunkt der zweiten Datenaufnahme

U R S A C H E N

Vpn	ISS	ESS	ISL	ESL	IGS	EGS	IGL	EGL	
1	1.565	1.228	1.241	.807	1.716	1.405	1.392	1.010	
2	1.573	.962	1.264	.767	1.739	1.117	1.437	1.197	
3	1.397	1.067	1.081	.847	1.631	1.092	1.268	1.424	ED
4	1.240	1.029	1.196	1.137	1.519	.904	1.349	1.723	
5	1.455	1.107	1.008	.785	1.701	1.119	1.195	1.469	
6	.883	1.347	1.298	1.474	1.231	1.188	1.482	1.863	
7	.942	1.449	1.229	1.495	1.320	1.258	1.410	1.977	
8	1.173	1.054	1.351	1.358	1.467	.838	1.548	1.909	RD
9	.777	1.675	1.274	1.634	1.185	1.523	1.434	1.968	
10	.959	1.495	1.168	1.469	1.343	1.315	1.347	1.965	
11	.714	1.576	1.396	1.687	1.114	1.405	1.566	1.990	
12	1.687	.528	1.544	.983	1.831	.704	1.730	1.450	
13	1.530	.719	1.337	.964	1.736	.710	1.531	1.588	
14	1.506	.764	1.299	.934	1.715	.769	1.492	1.548	PK
15	1.676	.566	1.487	.954	1.836	.691	1.675	1.496	
16	1.848	.981	1.530	.809	1.945	1.270	1.683	.976	
17	1.715	.592	1.542	.932	1.845	.817	1.722	1.344	
18	1.587	.886	1.292	.779	1.755	1.035	1.469	1.252	
19	1.704	.710	1.501	.875	1.829	.948	1.677	1.227	
20	1.585	1.556	1.495	1.053	1.759	.594	1.688	1.586	
21	1.621	1.014	1.158	.668	1.812	1.133	1.331	1.286	NK
22	1.313	1.032	1.118	.996	1.577	.967	1.315	1.609	
23	1.113	.036	1.367	1.351	1.394	.859	1.564	1.826	
24	1.266	.990	1.350	1.312	1.550	.761	1.549	1.918	

Bei der rechnerischen Lösung der Diskriminanzanalyse ergeben sich wieder zwei dominante Diskriminanzfaktoren, die in Tabelle 26 dargestellt werden.

Tabelle 26: Darstellung der Eigenwerte der zweiten Diskriminanzanalyse

1) $\lambda = 4{,}9042$, $V_0 = 53{,}66$, df = 24 $\alpha < 0{,}01$
2) $\lambda = 2{,}2240$, $V_1 = 23{,}48$, df = 14 $\alpha < 0{,}25$
3) $\lambda = 0{,}2340$, nicht signifikant.

Aus Abbildung 19 wird deutlich, daß auf der ersten Dimension die Gruppe der neurotischen Depressionen hinsichtlich ihres Attributionsmusters signifikant von allen anderen überprüften Gruppen getrennt wird, während das Kausalattributionsmuster der endogenen Depressionen nach der Therapie von den Kontrollgruppen auf dieser ersten Dimension nicht mehr unterscheidbar ist. Auf dieser ersten Dimension haben die Variablen 1 und 5 die höchsten diskriminativen Ladungen, d.h. die Gruppe der neurotisch Depressiven wird von den anderen drei Gruppen vorwiegend dadurch unterschieden, daß sie ihre Mißerfolge auf die Tatsachen zurückführen, daß ihnen "gerade die sozialen Fähigkeiten und Kenntnisse gefehlt haben und immer fehlen werden, die zur Lösung solcher speziellen Aufgaben verlangt werden", und daß ihnen "immer wieder die Fähigkeiten und Eigenschaften fehlen werden, die man zur Bewältigung von Problemen und zum Meistern von Schwierigkeiten braucht". Auf der zweiten Dimension wird in bedeutsamer Weise das Attributionsverhalten der Gruppe der endogen Depressiven

von den anderen drei Gruppen abgesetzt. Hier sind die Variablen 3
und 7 diejenigen mit der höchsten diskriminativen Potenz. Danach
führt die Gruppe der endogen Depressiven ihren Mißerfolg nach Abklingen der depressiven Phase darauf zurück, daß sie bei dieser
Testaufgabe "gerade müde waren und sich nicht konzentrieren" konnten,
oder daß sie sich "im Augenblick bei keiner Aufgabe und keiner Situation konzentrieren und anstrengen" können. Hier wird vorwiegend ein
intern-labiler Faktor des Kausalattributionsmusters in diskriminativer Weise angesprochen. Die genauen Ladungen der acht Variablen
auf den beiden Diskriminanzfaktoren sind in der nachfolgenden
Tabelle 27 dargestellt.

Tabelle 27: Darstellung der Ladungen auf den beiden Diskriminanzfaktoren

		I.	II.
1.	ISS	.9544-	.0769
2.	ESS	.8989	.3128
3.	ISL	.2545-	.7800
4.	ESL	.9005	.2735
5.	IGS	.9518	.0817
6.	EGS	.6433	.3504
7.	IGL	.2697-	.7894
8.	EGL	.7762	.2106

5. UNTERSUCHUNG III (U III)

5.1. Fragebogen zur Erfassung von Attributionsstilen (FAS)

Bei U I stand die Analyse von Attributionsmustern verschiedener psychiatrischer Subgruppen im klinischen Feld im Mittelpunkt und in U II vorwiegend die präzise, individuumzentrierte Analyse idiographischer Attributionsmuster, die in beiden Fällen recht spezifische Situationen, die den Leistungsaspekt betrafen, untersucht wurden. SELIGMAN und Mitarbeiter (1979) sehen zwar in Untersuchungen an subdepressiven College-Studenten zum Attributionsstil in Leistungssituationen ihre Theorie bestätigt, weisen aber auf die Spezifität dieses Ansatzes hin: "In addition, rather than rely on the specific attribution made in a single situation, we attempted to discover a depressive attributional style. Subjects in the RIZLEY (1978), KLEIN et al. (1976) und KUPIER (1978) studies were required to select attributions from the pool consisting of ability, effort, task difficulty, and luck. But at ABRAMSON et al. (1978) pointed out, the ability-effort/task difficulty-luck distinctions do not map directly into the dimensions of internality and stability, no do they exhaust possible attributions" (SELIGMAN et al. 1979).

Um den Attributionsstil Depressiver in komplexeren Situationen zu erfassen, haben SELIGMAN et al. (1979) eine Skala zur Erfassung von Attributionsstilen (Scale of Attributional Style SAS) entwickelt. In diesem Fragebogen wird die Vpn aufgefordert, sich hypothetische Situationen vorzustellen, in die sie selbst verwickelt ist. Hiernach soll dann der Proband in einer freien Skala kausale Erklärungen für den Ausgang des Ereignisses angeben, um diese dann nach Internalität, Globalität und Stabilität sowie Wichtigkeit einzustufen. Die ursprüngliche SAS-Skala von SELIGMAN et al. beinhaltet zwölf hypothetische Situationen, wovon sechs einen positiven Ausgang haben und sechs einen schlechten Ausgang. Sechs der Situationen sind leistungsthematisch orientiert, während die anderen sechs mehr anschlußthematisch orientiert sind. Hieraus ergeben sich in diesem Testverfahren vier Subskalen:

1) Leistungssituation mit gutem Ausgang.
2) Leistungssituation mit schlechtem Ausgang.
3) Soziale Interaktionen mit gutem Ausgang.
4) Soziale Interaktionen mit schlechtem Ausgang.

Die Vpn muß dann auf einer siebenstufigen Ratingskala die oben genannten Attributionsdimensionen ankreuzen und auf einer vierten Skala angeben, wie bedeutsam die jeweilige Situation für sie ist. Da zum Zeitpunkt der Untersuchung der Datenerhebung unserer Arbeit noch keine deutsche Übersetzung der SELIGMANschen Fragebogen zur Erfassung von Attributionsstilen vorlag und auch keine Gütekriterien für die Gesamtskala referiert sind, haben wir in Anlehnung an das oben geschilderte Verfahren einen eigenen Fragebogen zur Erfassung von Attributionsstilen (FAS) entwickelt. Hierbei haben wir einige Situationen aus dem SELIGMANschen Fragebogen übernommen, während andere Situationen selbst entworfen worden sind. Die Fragebogen bestehen aus acht hypothetischen Situationen, wobei die vier im SELIGMANschen Fragebogen intendierten Subskalen durch jeweils zwei Situationen repräsentiert sind (gesamter Fragebogen siehe Anhang). Dieser Fragebogen wurde nun im klinischen Feld bei endogen Depressiven und neurotisch Depressiven in der depressiven Phase und nach Remission der Depression kurz vor der Entlassung aus stationärer Behandlung angewandt. Darüber hinaus wurde der Fragebogen einer normalen Kontrollgruppe, die aus Studenten bestand, zusammen mit der Selbstbeurteilungsskala zur Diagnose der Depression nach ZUNG (SSD) vorgelegt. Für diese Arbeit standen aus der Gruppe der endogenen Depressionen von insgesamt 18 Pat. vollständige Fragebogendaten zu beiden Datenerhebungszeitpunkten zur Verfügung, aus der Gruppe der neurotischen Depressionen waren von 20 Pat. in dem von uns untersuchten Zeitraum vollständige Daten zu bekommen. Aus der normalen Kontrollgruppe der Studenten kamen 45 Fragebogen vollständig zurück. *

5.2. Durchführung der Fragebogenuntersuchung

Zunächst wurde die Gruppe der 45 Studenten über den Median der SSD in zwei Gruppen eingeteilt, nämlich in die Gruppe der "depressiven" Gesunden und in die Gruppe der "nicht-depressiven" Gesunden. Die Ergebnisse dieser beiden Gruppen auf dem FAS sind gemittelt über alle vier Erfolgssituationen und vier Mißerfolgssituationen in Abbildung 20 dargestellt.

In dieser Abbildung sind die Mittelwerte und Standardmeßfehler der beiden Gruppen getrennt für die Ursache für Erfolgssituationen und für die Ursache für die Mißerfolgssituationen aufgezeichnet. Hier wird deutlich, daß tendenzmäßig "depressive" Gesunde dazu neigen, in hypothetisch vorgestellten Situationen ihre Erfolge eher auf externe und labile Faktoren zurückzuführen als dies

---

* Für die Verbesserungsvorschläge der Fragebogengestaltung und die Datenerhebung bei den Studenten danken wir Herrn Prof. Dr. DEBUS, Institut für Psychologie der RWTH Aachen.

Abbildung 20: Mittelwerte und Standardmeßfehler auf den Skalen des FAS für "depressive" und "nicht-depressive" Gesunde

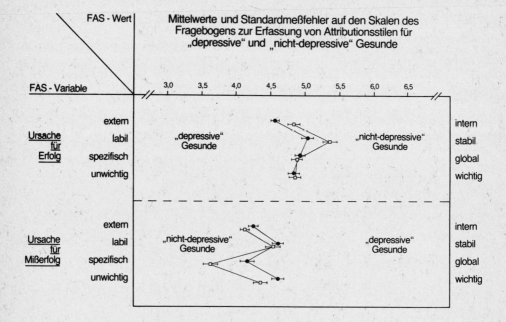

"nicht-depressive" Gesunde tun. Die Dimension spezifisch-global zeigt bei Erfolgssituationen keine Differenz und trägt damit nicht zur Differenzierung dieser beiden subklinischen Studentengruppen dar. Auch sehen die beiden Gruppen die Situation als gleich wichtig oder unwichtig an. Bei der Ursache für den Mißerfolg zeigt sich im wesentlichen ein Unterschied auf der Dimension spezifisch-global dergestalt, daß "nicht-depressive" Gesunde ihre Ursachen für Mißerfolge in der vorgestellten Situation vorwiegend als spezifisch, d.h. als nur für die spezielle Situation kennzeichnend ansehen, während "depressive" Gesunde hier mehr zur Generalisierung neigen. Dies trifft sich mit einem Befund von BLANEY et al. (1980), die bei der Anwendung des SAS von SELIGMAN et al. bei 300 Pat. allein bei der Dimension Globalität bei schlechtem Ausgang einigermaßen robuste Korrelationen mit dem BECK-Depressionsfragebogen fanden: "Finally, the pattern of correlations between the BDI and various SAS variables suggest that the various aspects of attributional style are not equally relevant to depression: Globality of attributions for bad outcomes appears most relevant" (BLANEY et al. 1980). Darüber hinaus halten die "nicht-depressiven" Gesunden die Mißerfolgssituation insgesamt für etwas unwichtiger als die "depressiven" Gesunden.

In der nächsten Abbildung 21 sind Mittelwerte und Standardmeßfehler auf den Skalen des FAS für endogen und neurotisch Depressive in der Depression im Vergleich mit dem Ergebnis des Gesamtkollektivs der Gesunden dargestellt. Aus dieser Abbildung wird deutlich, daß endogen Depressive in der depressiven Phase Erfolge in hypothetisch vorgestellten Situationen weitmehr externalisieren als neurotisch Depressive und Gesunde, während zwischen neurotisch Depressiven und Gesunden nur ein Trend in der vorgenannten Richtung zu beobachten

Abbildung 21: Mittelwerte und Standardmeßfehler auf den Skalen des FAS für endogen und neurotisch Depressive in der Depression im Vergleich mit Gesunden

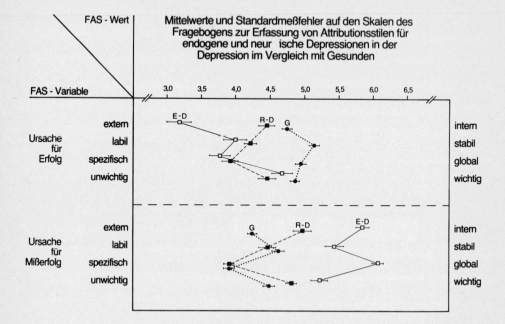

ist. Hingegen unterscheiden sich in signifikanter Weise die beiden depressiven Gruppen in der depressiven Phase auf der Dimension Labilität-Stabilität und Spezifität-Globalität deutlich von der Gruppe der gesunden Vpn in der Form, daß sie ihren Erfolg in den vorgestellten Situationen eher auf labile und spezifische Faktoren zurückführen, während Gesunde ihre Erfolge eher auf stabile und globale Attributionsfaktoren zurückführen. Interessant ist, daß in der Erfolgssituation kein signifikanter Unterschied in den Gruppen hinsichtlich der subjektiven Bedeutsamkeit der vorgestellten Situationen objektivierbar ist.

Bei der Ursachenzuschreibung von Mißerfolgssituationen läßt sich die Gruppe der endogen Depressiven auf allen vier Skalen in der depressiven Phase von den Gruppen der Gesunden und neurotisch Depressiven trennen, und zwar sehen endogen Depressive in der depressiven Phase internale, stabile und globale Ursachen als bei weitem bedeutsamer für ihren Mißerfolg an als dies die Gruppen der neurotisch Depressiven und Gesunden tun. Weiter halten endogen Depressive die vorgestellte Situation für wichtiger als die beiden anderen Gruppen. Ein Unterschied zwischen der Gruppe der neurotisch Depressiven in der Depression und der Gruppe der Gesunden läßt sich nur auf der Dimension Externalität-Internalität in der von SELIGMAN vermuteten Richtung objektivieren. Hinsichtlich differentialdiagnostischer Überlegungen läßt sich mit diesem Testverfahren am ehesten auf der Dimension Spezifität und Globalität ein Unterschied zwischen neurotischer und endogener Depression dergestalt sichern, daß endogen Depressive in weit größerem Maße globalere Ursachenzuschreibungen für ihren Mißerfolg heranziehen, als dies bei der neurotischen Gruppe zu sichern ist. Interessant ist hier im Vergleich zur Abbildung 20, daß zwischen Gesunden und klinisch-dekompensierten neurotisch Depressiven auf der Dimension Globalität-Spezifität kein Unterschied im Attributionsstil zu objektivieren ist, während bei einer Trennung der normalen Vpn über den BDI bei den "depressiven" Gesunden im Vergleich zu den "nicht-depressiven" Gesunden ein deutlicher Unterschied zu objektivieren ist.

In der folgenden Abbildung 22 sind die Mittelwerte und Standardmeßfehler auf den Skalen des FAS für endogene und neurotische Depressionen nach der Behandlung im Vergleich mit den Gesunden dargestellt. Hier wird deutlich, daß nach Behandlung der beiden Depressionsgruppen bei der Ursachenzuschreibung für vorgestellte Erfolgssituationen kein signifikanter Unterschied zwischen allen drei Gruppen auf allen vier Dimensionen objektivierbar ist. Allenfalls läßt sich noch ein Trend derart sichern, daß sowohl die Gruppen der endogen wie der neurotisch Depressiven ihre Erfolge auch nach der depressiven Phase tendenzmäßig eher spezifischen als globalen Ursachen zuschreiben. Auch bei der Kausalattribution für Mißerfolgssituationen hat sich eine starke Annäherung des Testprofils der Gruppe der endogenen Depressionen ergeben. Jedoch zeigt sich auch hier tendenzmäßig im Vergleich zu den neurotisch Depressiven und zur Gruppe der Gesunden, daß die endogen Depressiven auch nach der Depression noch dazu neigen, ihre Mißerfolge eher internalen, stabilen und globalen Faktoren zuzuschreiben. Darüber hinaus halten sowohl die neurotisch wie auch die endogen Depressiven die Mißerfolgssituationen für wichtiger als die Gruppe der Gesunden.

Betrachtet man nun die Ergebnisse der klinischen Felduntersuchung mit diesem Fragebogen insgesamt, so zeigt sich, daß nach Remission der depressiven Erkrankung bei den endogen Depressiven sowohl in der Erfolgs- wie auch in der Mißerfolgssituation eine starke Anpassung des

Abbildung 22: Mittelwerte und Standardmeßfehler auf den Skalen des FAS für endogene und neurotische Depressionen nach Behandlung im Vergleich mit Gesunden

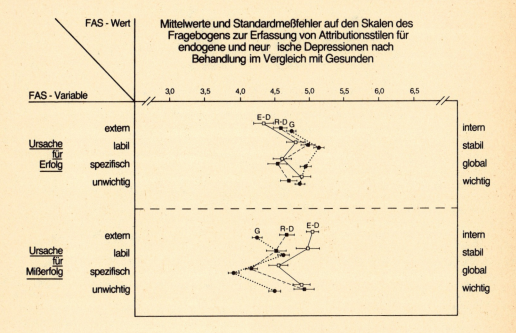

Attributionsstils an einen gesunden Attributionsstil erfolgt. Im Vergleich zu dieser massiven Veränderung des Attributionsstils in den Fragebogendaten bei den endogen Depressiven ist vor allem in der Mißerfolgssituation des Attributionsmusters der neurotisch depressiven Pat. relativ konstant geblieben und läßt sich auch nach Abklingen der depressiven Phase besonders deutlich auf der Dimension extern-intern vom Attributionsverhalten der gesunden Kontrollgruppe unterscheiden dergestalt, daß sie auch nach Abklingen der Depression ihre Mißerfolge auf interne Faktoren zurückführen, was in einem weitaus größerem Maße geschieht als bei der Kontrollgruppe Gesunder.

6. INTEGRATION UND DISKUSSION DER ERGEBNISSE

Betrachtet man die Ergebnisse der drei Untersuchungen über die unterschiedlichen Methoden und verschiedenen Stichproben hinweg, so wird deutlich, daß die Gruppe der psychisch-unauffälligen Vpn, ähnlich wie die Gruppe der psychiatrischen Kontrollpatienten ihre Erfolge sowohl in den spezifischen Leistungssituationen wie auch retrospektiv in mehr globalen vorgestellten Problemkonstellationen in sehr signifikanter Weise eher auf internale und tendenzmäßig auch eher auf stabile und globale Ursachen zurückführen, während diese Gruppen bei Mißerfolgen in den verschiedenen Situationen eher externale, labile und spezifische Ursachen verantwortlich machen. Diese Effekte zeigen sich in U I und U II auch bei Wiederholung der gleichen Versuchsanordnung auf allen abhängigen Variablen in gleicher Weise. Damit scheint zumindest in unseren Untersuchungen der Kausalattributionsstil zur kognitiven Verarbeitung von Erfolgs- bzw. Mißerfolgserlebnissen ein recht zeit- und situationsstabiler Faktor zu sein, der zumindest bei den nicht-depressiven psychiatrischen Kontrollkollektiven auch nicht durch die akute klinische Symptomatik beeinflußt wurde. Hier stimmen die aufgeführten Ergebnisse zumindest auf der Dimension Internalität versus Externalität mit den Ergebnissen anderer Experimente verschiedener Attributionstheoretiker überein. Diese Untersuchungen haben gezeigt, daß handelnde Personen stärkere Selbstattributionen für eine "gute Handlung" (Erfolg) in Anspruch nehmen als für eine "schlechte Handlung" (Mißerfolg) (FITCH 1970; FRIEZE u. WEINER 1971; JOHNSON et al. 1964; MEDOW u. ZANDER 1965; STREUFERT u. STREUFERT 1969).

Hiernach werden positive Handlungen oder Verhaltensweisen eher der eigenen Person zugeschrieben, während man die Schuld für negative Handlungen oder Verhaltenssequenzen in Situationsfaktoren sieht. SNYDER et al. (1976) und HERKNER (1980) bezeichnen dieses attributionstypische Verhalten als einen Attributionsfehler, der zu "ich-verteidigenden" Attributionen führt und Attributionen in selbstwertsteigernder Weise verzerrt: "Eigene Erfolge werden mehr der Person und weniger der Situation zugeschrieben als Erfolge anderer Personen unter vergleichbaren Umständen. Ähnlich werden eigene Mißerfolge weniger der Person und mehr der Situation zur Last gelegt als Mißerfolge anderer Personen" (HERKNER 1980). Attributionen dienen nach BRADLEY (1978) nicht nur der "wertfreien" Erkenntnis von Kausalbeziehungen, sondern auch der zumindest scheinbaren Bestätigung von Wunschvorstellungen. Schon HEIDER beschreibt den Zweck dieser attributionsverzerrenden Gesetzmäßigkeit: "Solche Attributionen dienen dazu, den Selbstwert hoch zu halten" (HEIDER 1944).

Die hohe Übereinstimmung unserer Ergebnisse bei den Kontrollstichproben mit normalpsychologischen attributionstheoretischen Gesetzmäßigkeiten mag auf eine ausreichende interne Validität unserer Versuchsanordnungen und eine ausreichende Verläßlichkeit unserer Meßparameter schließen lassen.

6.1. Zur Spezifität des Kausalattributionsverhaltens klinisch-depressiver Subgruppen

Ausgangspunkt für die Klassifikation stationärer depressiver Subgruppen im klinischen Feld war die klinische Klassifikation nach Nosologie und Symptomatologie des depressiven Geschehens. Um zu einer nosologisch möglichst eindeutigen Abgrenzung der endogen Depressiven von den neurotisch Depressiven zu kommen, gingen in unsere Studie in der Regel Depressive vom Typ bipolar I (ANGST 1966; PERRIS 1966) in die Gruppen der endogenen Depressionen ein. Diese Gruppen sind aufgrund der oben angegebenen Kriterien im Gegensatz zu den unipolaren endogenen Depressionen klinisch recht eindeutig von den neurotischen Depressionen differentialdiagnostisch abzugrenzen. Zur möglichst genauen symptomatologischen Beschreibung der depressiven Subgruppen wurde dann in U I über verschiedene Parameter eine operationale Reklassifizierung der Gruppen vorgenommen. Hierbei gingen in das Cluster $_1$ fast ausschließlich endogen-depressive Pat. vom Typ bipolar I ein, während die Gruppe Cluster $_2$ eine nosologische Mischgruppe aus bipolaren endogenen Depressionen und schweren neurotischen Depressionen mit vorwiegend agitierter Symptomatik darstellte. Neben dem hohen Alter und der ausgeprägten Depressionstiefe unterscheidet diese beiden Gruppen Cluster $_1$ und Cluster $_2$ von den beiden rein neurotisch-depressiven Gruppen Cluster $_3$ und Cluster $_4$ das geringe Selbstwertgefühl, negative Selbstvorstellung und eine Tendenz zu Selbstvorwürfen. In U II und U III wurde die Unterteilung der endogenen und neurotischen Depressionsgruppen nach der klinisch-nosologischen Klassifikation bipolar I (endogene Gruppen) und neurotische Gruppen mit ausgeprägter depressiver Symptomatik getroffen.

Geht man nun der Frage nach, für welche klinische Subgruppe das von SELIGMAN et al. postulierte depressionstypische Attributionsmuster am besten zutrifft, so zeigt sich in allen drei Untersuchungen, daß sowohl endogen Depressive wie auch neurotisch Depressive, die insoweit dekompensiert sind, daß sie einer stationären psychiatrischen Hilfe bedürfen, in der depressiven Phase durch ihr spezifisches Attributionsverhalten in Erfolgs- bzw. Mißerfolgssituationen von psychisch Gesunden und nicht-depressiven psychiatrischen Kontrollgruppen unterschieden werden können. Sieht man einmal von den Fragebogenergebnissen in U III ab, so zeigt sich die Dimension Internalität versus Externalität als eine typisch depressiogene Kausalattributionen steuernde Determinante in der Form, daß gemäß der SELIGMANschen Theorie sowohl endogene wie auch neurotisch-klinische Depressionen dazu neigen, ihren Erfolg mehr externen und ihren Mißerfolg eher internen Ursachen zuzuschreiben im Vergleich zu psychisch Gesunden und nicht-depressiven psychiatrischen Pat. Dieser Befund unterstreicht auch im klinischen Feld eine ganze Reihe von Befunden (GARBER u. HOLLON 1980; GOLIN et al. 1981; HARVEY 1981; PASAHOW 1980; RAPS et al. 1982; SEMMEL et al. 1979) teils an subdepressiven College-Studenten, teils an klinisch-depressiven Pat., die einen Zusammenhang zwischen einem spezifischen Attributionsstil und Depressivität in Laborsituationen im oben genannten Sinne objektivieren konnten. Auch hier wurde der Dimension Internalität versus Externalität - faßt man einmal die Ergebnisse aller genannten Untersuchungen zusammen - die höchste diskriminative Tendenz zugeschrieben. Eine genauere Analyse der Ergebnisse vor allem von U I zeigt, daß eine ausgeprägte, im Sinne der SELIGMANschen Theorie vorausgesagte Attributionsverzerrung in Form einer Externalisierung von Erfolgen und einer Internalisierung von Mißerfolgen in erster Linie nur für die beiden depressiven Gruppen Cluster$_1$ und Cluster$_2$ gefunden werden konnte, während dieser Effekt bei den beiden anderen depressiven Subgruppen nur tendenzweise zu beobachten war. Dieser Befund könnte darauf zurückzuführen sein, daß in den beiden Clustern 1 und 2 Symptome der Selbstwertverminderung, depressive Wahnideen wie Versündigungs-, Schuld- und Selbstabwertungsideen und negative Einstellung der eigenen Person mit im Vordergrund der Symptomatik standen.

ICKES und LAYDEN (1978) konnten in einer Untersuchung zeigen, daß Vpn mit geringem Selbstwertgefühl negative Ergebnisse in höherem Maße auf interne als auf externe Ursachen zurückführen. Sie verglichen Personen mit hohem, mittlerem und niedrigem Selbstwertgefühl hinsichtlich ihres Attributionsstils und fanden bei den Vpn mit hohem Selbstwertgefühl die ausgeprägteste Tendenz zu internalen Attributionen von positiven Ergebnissen und zu externen Attributionen von negativen Ergebnissen. Diese Tendenz zeigte sich auch noch in abgeschwächter Form bei Vpn mit mittlerem Selbstwertgefühl, während sich bei den Vpn mit niedrigem Selbstwertgefühl die Attributionsmatrix umkehrte. Hier deuten die Ergebnisse von U I hinsichtlich der phänomenalen Spezifität des Attributionsstils für klinisch-depressive Subgruppen darauf hin, daß die von SELIGMAN hinsichtlich der Dimension Internalität versus Externalität vorausgesagte depressions-spezifische Attribution vorwiegend für Depressionen mit niedrigem Selbstwertgefühl gelten und sich die Frage erhebt, ob diese Tendenz spezifischer depressiver Subgruppen im klinischen Feld, bei Mißerfolgen interne Attributionen, bei Erfolgen externe Attributionen heranzuziehen, ein Kriterium der Depressivität oder des verminderten Selbstwertgefühls ist.

In U I zeigt die Gruppe der Depressiven in Cluster 1 das höchste Alter, die ausgeprägteste Depressionstiefe und eine über die vegetativen und affektiven Parameter generalisierte Symptomatik. Gemäß der SELIGMANschen Hypothese müßte diese Gruppe neben der Tendenz zur Internalisierung von Mißerfolgen auch eine vor allen anderen Gruppen ausgeprägte Tendenz zu globalen und stabilen Attributionen von Mißerfolgssituationen zeigen. Sieht man wieder einmal von den Ergebnissen von U III ab, so zeigen die Ergebnisse von U I und U II zumindest für die Dimension Globalität versus Spezifität keinen bedeutsamen Effekt, der die Gruppe Cluster 1 mit ihrer chronifizierten und generalisierten depressiven Symptomatik von den anderen depressiven Subgruppen mit speziellerer und fluktuierender Symptomatik trennt. In U II zeigt sich allerdings ein signifikanter Unterschied zwischen neurotischen und endogenen Depressionen in der depressiven Phase dergestalt, daß neurotisch Depressive ihren Mißerfolg in der Leistungssituation in weitaus stärkerem Maße als die endogenen Depressiven in der Tatsache begründet sehen, daß sie sich "gerade bei dieser Testaufgabe nicht konzentrieren konnten und müde waren". Hier wird die Dimension Stabilität versus Labilität als differentialdiagnostischer Faktor angesprochen, wobei endogen Depressive in der Depression eher zu internen und stabilen, neurotisch Depressive eher zu internen und labilen Kausalattributionen neigen.

Allein in U III bei der Erfassung der Kausalattributionen mit Hilfe des Fragebogens, wo retrospektiv vorgestellte reale Situationen im Leistungs- und Sozialbereich erfaßt werden, zeigen sich ganz im Sinne der SELIGMANschen Theorie bei der Gruppe der endogenen Depressionen in der Depression auf allen drei Dimensionen signifikante Unterschiede zur Gruppe der neurotisch Depressiven und der gesunden Kontrollen dergestalt, daß die endogen Depressiven ihren Erfolg in weitaus stärkerem Maße als die beiden anderen Gruppen externen, labilen und spezifischen Ursachen zuschreiben, während sie die Ursache für ihren Mißerfolg in internalen, stabilen und globalen Faktoren sehen. Hier scheint sich die SELIGMANsche Theorie am ehesten zu bestätigen. Einschränkend sind jedoch für diese Fragebogenuntersuchung die Befunde von CLARK und TEASDALE (1982) und TEASDALE und FOGARTY (1979) zu werten, die die Erinnerung positiver und negativer Erlebnisse bei 120 klinisch-depressiven Pat. untersuchten und eine positive Korrelation zwischen depressiver Stimmungslage und negativgefärbter Qualität der erinnerten Situation aufzeigten. So war die Einschätzung einer bestimmten Situation hinsichtlich der Dimension angenehm und unangenehm in dieser generellen Konotation stark abhängig von der momentanen Stimmungslage der Pat. Hier wurde die Erinnerung durch die depressive Stimmung stark gefärbt, so daß unsere Ergebnisse bei den Fragebogen, die ja retrospektiv aus der Erinnerung und in der Vorstellung bestimmte Situationen abfragt, durch die depressive Stimmung stark im Sinne der SELIGMANschen Theorie beeinflußt werden konnten.

Fassen wir die Ergebnisse unserer Untersuchung, die Aufschluß über die Spezifität des von SELIGMAN für Depressionen postulierten Attributionsmusters für klinische depressive Subgruppen geben, zusammen, so zeigt sich, daß ein spezifischer Attributionsstil auch für klinische Depressive im Sinne der SELIGMANschen Theorie durchaus angenommen werden kann, daß dabei besonders die Dimension internal versus external Bedeutsamkeit erhält und daß diese Dimension stark korreliert erscheint mit dem Level des Selbstwertgefühls. So konnten auf dieser Dimension vor allem die Gruppe der endogen Depressiven vom Typ bipolar I und auch schwer neurotisch Depressive mit vermindertem Selbstwertgefühl von psychisch Gesunden und psychiatrischen

Kontrollpatienten getrennt werden, während neurotisch Depressive mit vorwiegend hostiler und leicht depressiver Symptomatik nur tendenziell abzugrenzen waren. Hier unterstreichen unsere Ergebnisse die Argumentation von DEPUE und MONROE (1978) auch hinsichtlich des Attributionsverhaltens, die nämlich in erster Linie Symptomparallelen zwischen Hilflosigkeitseffekten und Depressionen vom Typ bipolar I und weniger zwischen Hilflosigkeitseffekten und neurotischen Depressionen fanden. Diese Argumentation hat SELIGMAN veranlaßt, eine neue Form von Depressionen zu kreieren, die er als "Helpless Depression" bezeichnet und die sich durch alle Formen der bisher üblichen Klassifikation klinischer Depressionen ziehen soll ebenso wie durch alle subklinischen depressiven Populationen. Die Ergebnisse unserer Untersuchungen mögen darauf hindeuten, daß man auf diese neue Subklasse verzichten kann und an deren Stelle als zentrale Dimension das Symptom des Selbstwertgefühls setzen kann, die ohne die Gefahr eines Zirkelschlusses das Attributionsmuster depressiver Subgruppen erklären kann. Weiter zeigen unsere Untersuchungen, daß es wichtig ist, zwischen depressiven Syndromen zu differenzieren und daß das von SELIGMAN postulierte depressionstypische Attributionsmuster nur für bestimmte oben genannte Subklassen Depressiver anzunehmen ist. Dies mag auch die zum Teil widersprüchlichen Ergebnisse hinsichtlich eines spezifischen Attributionsstils im Sinne der reformulierten Hilflosigkeitstheorie besonders aus dem Arbeitskreis um HAMMEN erklären (HAMMEN u. COCKRAN 1981; HAMMEN u. DE MAYO 1982 u.a.), wo für subdepressive und klinischdepressive Vpn keine signifikant zu sichernden Attributionsmodifikationen gefunden werden konnten.

6.2. Zur prämorbiden Verankerung depressionsgenerierender Attributionsmuster klinisch-depressiver Subgruppen

V. ZERSSEN (1980) stellt hinsichtlich der Persönlichkeitsforschung bei Depressiven fest: "In der Psychiatrie beschäftigt man sich speziell

1) mit abnormen Varianten der Persönlichkeit, den sogenannten Psychopathien im Sinne der europäischen Terminologie (der US-amerikanische Begriff der Soziopathie, vgl. REITH 1978),

2) mit der prämorbiden Persönlichkeit (vgl. BLANKENBURG 1973), d.h. der "normalen oder abnormen" Beschaffenheit der Persönlichkeit vor Beginn einer aktuellen psychischen Störung von Krankheitswert, die womöglich zu erheblichen Veränderungen habitueller Reaktionsweisen eines Individuums führt und

3) mit solchen sekundären, d.h. krankheitsbedingten Persönlichkeitsveränderungen (vgl. HUBER 1974), wie sie sich z.B. bei prozeßhaft verlaufenden Psychosen aus dem schizophrenen Formenkreis (schizophrene Wesensänderungen) oder im Gefolge einer chronischen Epilepsie (epileptische Wesensänderung) bzw. anderer organischer Hirnkrankheiten (organische Wesensänderung) einstellen.

In der Depressionsforschung steht die Erforschung der prämorbiden Persönlichkeit von Pat. mit neurotischen und insbesondere solcher mit endogenen Depressionen im Vordergrund, da - nach klinischer Beobachtung zu urteilen - sekundäre Persönlichkeitsveränderungen bei affektiven Störungen höchstens eine untergeordnete Rolle spielen" (v. ZERSSEN 1980, S. 155). Hiernach geht v. ZERSSEN davon aus, daß die Persönlichkeit nach abgeklungener depressiver Phase der prämorbiden Persönlichkeit weitgehend entspricht und in depressionsfreien Intervallen auf die prämorbide Verhaltens- und Erlebnisweise geschlossen werden kann. Im Sinne unserer Fragestellung nach der klinischen Relevanz der reformulierten SELIGMANschen Theorie ist nun von ganz entscheidender Bedeutung, ob das von SELIGMAN postulierte und bei einigen klinischen depressiven Subgruppen auch teilweise typische Attributionsmuster nur ein Epiphänomen der Depression darstellt und somit einen differentialdiagnostischen Faktor, oder ob es im Sinne einer ätiologischen Theorie einen depressionsgenerierenden, in der prämorbiden Persönlichkeit Depressiver verankerten kognitiven Faktor darstellt.

Hinsichtlich dieser Frage zeigen unsere drei durchgeführten Untersuchungen recht konsistente Ergebnisse dergestalt, daß es bei den Gruppen der endogen Depressiven, bei denen ja der depressionstypische Attributionsstil in der depressiven Phase am ausgeprägtesten zu beobachten war, nach Remission der depressiven Symptomatik zu einer vollständigen Veränderung des Attributionsverhaltens kam, das von dem psychisch Gesunder und psychiatrischer Kontrollpatienten vor allem auf der entscheidenden Dimension Externalität versus Internalität nicht mehr zu unterscheiden war. Nur in der U II fand sich ein Unterschied auf der Dimension Labilität versus Stabilität derart, daß die endogen Depressiven nach Remission ihrer Symptomatik ihre Mißerfolge eher auf externe und labile, die Kontrollgruppen den Mißerfolg eher auf externe und stabile Ursachen zurückführten. Obwohl bei dieser Gruppe der endogenen Depressionen eine vorwiegend pharmakotherapeutische Behandlung durchgeführt wurde und keine attributionsmodifikatorischen Therapiestrategien herangezogen wurden, zeigte sich eine ausgeprägte Kovariation des Attributionsmusters mit der Depressivität. Bei dieser Gruppe der endogenen Depressionen vom Typ bipolar I zeigte sich das von SELIGMAN als depressionstypisch angesehene Kausalattributionsmuster somit als reines Epiphänomen der depressiven Erkrankung. Differente Längsschnittergebnisse zeigen unsere Untersuchungen für die Gruppe der neurotischen Depressionen. Hier zeigte sich zwar nach Abklingen der depressiven Symptomatik eine leichte Verringerung der Akzentuierung des depressionstypischen Attributionsmusters, es ließ sich aber auch nach Abklingen der Depression im Vergleich zu den remittierten endogen Depressiven und den psychischen Gesunden und psychiatrischen Kontrollgruppen noch ein spezieller Attributionsstil derart sichern, daß neurotische Gruppen besonders mit niedrigem Selbstwertgefühl auch nach ihrer Depression dazu neigen, ihre Erfolge eher auf externale und ihre Mißerfolge eher auf internale Faktoren zurückzuführen. Diese Ergebnisse zeigen starke Parallelen zu den Befunden klinischer Felduntersuchungen, die v. ZERSSEN zur prämorbiden Persönlichkeitsstruktur depressiver Subgruppen hinsichtlich des Typus melancholicus durchgeführt hat. In seinen psychometrischen Analysen im klinischen Feld konnte er die Konzeption des Typus melancholicus als prämorbide Persönlichkeit endogen Depressiver nur bei monopolar endogen Depressiven und bei neurotisch Depressiven (in geringerem Ausmaß) sichern, während für die Gruppe der bipolaren Depressionen hinsichtlich der Persönlichkeitsstruktur kein Unterschied zwischen Gesunden und klinischen Kontrollpatienten objektivierbar war. Mehrfache Kreuzvalidierungen der Ergebnisse von v. ZERSSEN erbrachten die Bestätigung, daß die Konzeption des Typus melancholicus in der prämorbiden Persönlichkeit besonders bei endogenen Depressionen mit monopolarem Krankheitsverlauf, aber auch in geringerem Ausmaß bei neurotischen Depressionen typisch ist, während die endogen depressiven Pat. mit bipolarem Verlauf prämorbid zumindest bezüglich des Typus melancholicus dem normalen Bevölkerungsdurchschnitt entsprechen. Der Typus melancholicus ist nach v. ZERSSEN gekennzeichnet durch Verhaltenszüge wie hohes Pflichtbewußtsein, hohe Ansprüche an Leistung und Perfektion bei der eigenen Person, Skrupelhaftigkeit besonders gegenüber dem eigenen Leistungsversagen, Selbstunsicherheit, vermindertes Selbstwertgefühl und hohes Schuld- und Verantwortungsbewußtsein. "Das Schulden erweist sich allenthalben als das entscheidende Moment von Remanenz" (TELLENBACH 1976).

Auf dem Hintergrund dieser Ergebnisse können die Befunde zur Stabilität und Veränderung der Kausalattribution in den verschiedenen Subgruppen unserer Untersuchung erklärt werden. Hiernach ist zu vermuten, daß bei den depressiven Neurotikern in der prämorbiden Persönlichkeit verankerte Züge des Typus melancholicus wie besonders das Gefühl des Schuldens, verminderte Selbstwertgefühle, Verantwortungsgefühl und der Skrupelhaftigkeit dem eigenen Versagen gegenüber in einer Kausalattributionsmatrix ihre Entsprechung finden, die neurotisch Depressive prämorbid veranlaßt, Ursachen für Mißerfolge bei internen und Ursachen für Erfolge in externen Ursachen zu sehen. Dagegen findet sich diese spezifische Form der Ursachenzuschreibung bei endogenen Depressionen vom Typus bipolar I nicht, wo prämorbide Persönlichkeitszüge des "Typus manicus" wie Extraversion, hysterische Charakterzüge und zyklothymes Temperament im Vordergrund stehen. Nach dieser Interpretation der Ergebnisse müßte prämorbid bei der Gruppe der endogenen monopolaren Depressionen ebenfalls ein depressionstypisches (im Sinne der reformulierten Theorie von SELIGMAN) Attributionsmuster gefunden werden.

Empirische Arbeiten im klinischen Feld zur Frage der depressionsgenerierenden Rolle von Attributionsmustern liegen bisher nur sehr wenig vor und zeigen je nach theoretischer Provenienz unterschiedliche Ergebnisse. So zeigen die Arbeiten von GOLIN et al. (1981),

PASAHOW (1980), SELIGMAN (1979), SELIGMAN (1982) Hinweise für eine depressionsgenerierende Rolle des Ursachenzuschreibeverhaltens, während LEWINSOHN et al. (1980) keine Hinweise für depressionsauslösende Attributionsstile fanden, sondern sie als reine Folgeerscheinung der depressiven Stimmung abtun. Hingegen stellen ALTMAN und WITTENBORN (1980) das niedrige Selbstwertgefühl als dominierenden Faktor in der Ätiologie der Depression dar.

Insgesamt haben unsere Ergebnisse gezeigt, daß mit der Kausalattribution von Erfolgs- und Mißerfolgserlebnissen ein durchaus depressionsrelevantes Phänomen auch im klinischen Feld angesprochen wird, wobei sowohl differentialdiagnostische wie auch ätiologische Aspekte beim depressiven Geschehen berührt werden. Dabei wird aber auch deutlich, daß die Relevanz der reformulierten Hilflosigkeitstheorie von SELIGMAN sowohl hinsichtlich ihrer depressionsbeschreibenden wie auch hinsichtlich ihrer depressionsaufklärenden Valenz stark abhängig ist von Nosologie und Symptomatologie der Depression im klinischen Feld. Hinsichtlich der reformulierten Hilflosigkeitstheorie als Erklärungsmodell auch klinisch-depressiver Syndrome können SELIGMAN et al. durch den Rückgriff auf attributionstheoretische Überlegungen nach unseren Untersuchungen den Selbstwertverlust von depressiven Patienten durchaus erklären, hingegen zeigen unsere Ergebnisse keine überzeugenden Hinweise dafür, daß Chronizität und Globalität des klinisch-depressiven Syndroms korreliert ist mit einer ausgeprägten Tendenz zu stabilen und globalen Kausalattributionen.

6.3. Kausalattributionsverhalten, "negative cognitive set", Inkompetenz und therapeutische Konsequenzen

Als differentialdiagnostisch und ätiologisch bedeutsame Kausalattributionsdimension hat sich nach unseren Untersuchungen im klinischen Feld eindeutig nur die Dimension Internalität versus Externalität erwiesen. Dieser Dimension liegt nach SELIGMAN et al. (1978, 1980) ein sozialer Vergleichsprozeß zugrunde, wobei es zu einer internalen Attribution von Mißerfolgserlebnissen kommt, wenn das Individuum zu dem Schluß kommt, es selbst habe versagt, aber andere hätten an seiner Stelle diese Situation gemeistert. Hieraus entsteht dann "personale Hilflosigkeit", während der Schluß, andere hätten in dieser Situation ebenso versagt, zu externen Kausalattributionen führt und somit zu "universaler Hilflosigkeit". Die Ergebnisse unserer U I, die direkt auf den sozialen Vergleichsprozeß zielen, zeigen bei den beiden depressiven Gruppen Cluster $_1$ und Cluster $_2$ in der Depression eine ausgeprägte Tendenz, sich generell im Vergleich zu anderen Menschen als unfähiger zu betrachten, in Leistungssituationen zu bestehen, die sich sogar in Cluster $_1$ noch dann zeigt, wenn die Pat. erfolgreich abgeschnitten hatten. Diese Tendenz zur personalen Hilflosigkeit führt nach SELIGMAN zu einem verminderten Selbstwertgefühl und somit zu einem Begriff, den BECK (1967, 1972, 1974, 1976) aus anderer theoretischer Sicht als Kristallisationskern des depressiven Geschehens sieht: "Low self-esteem has been regarded as a hallmark symptom of depression by several theoretical perspectives (BECK 1967, 1976; BIBRIG 1953; FREUD 1917, 1957), and therefore an adequate model of depression should attempt to account for this symptom. The universal versus personal helplessness distinction predicts that depresses individuals who attribute their helplessness to internal factors (personal helplessness) will show lower self esteem than will individuals who make external attributions (universal helplessness)" (ABRAMSON et al. 1980). BECK spricht von einer kognitiven Triade der Depression und meint eine Tendenz des im depressiven Schemata denkenden Individuums, sich selbst, die Umwelt und die Zukunft negativ zu sehen. Dabei kreisen die Gedanken um Themen, die die eigene Person entwerten, der Depressive setzt sich selbst herab und hält sich aufgrund von einzelnen Mißerfolgen für generell unfähig. Diese aufgrund klinischer Beobachtung von BECK bei Depressiven gewonnenen phänomenologischen Beschreibungen werden bei SELIGMAN et al. in attributionstheoretische Termini übersetzt und so einer experimentellen Überprüfung zugänglich gemacht. Die SELIGMANsche Theorie sagt selbst aber nichts darüber aus, unter welchen Bedingungen eine Vpn dazu neigt, interne oder externe Kausalattributionen zu machen: "Die reformulierte Theorie sagt in Abhängigkeit von entsprechenden Attributionen der Hilflosigkeitsursachen Effekte bestimmter Dauer, Intensität und Allgemeinheit vorher. Diese Prognose kann erfolgen, wenn die Art der Ursachenattribution bekannt ist. Solange aber die Theorie keine Bedingungen angibt, unter denen eine bestimmte Kausalattribution wahrscheinlicher wird als ihr Gegenstück, solange kann die Theorie keine Vorhersagen leisten, sondern lediglich Erklärungen im nachhinein. Die Gefahr, dann durch Unterstellung Hypothesen konformer Kausalattributionen einem Zirkelschluß zu unterliegen und die Theorie zum Schein zu bestätigen, ist sicherlich groß" (SAUER u. MÖLLER 1980). Weiter sagt die Theorie nicht vorher, unter welchen Umständen ein sozialer Vergleichsprozeß bei einer Situationsbewältigung eine im Vergleich mit anderen negativen Einschätzungen des eigenen Problembewältigungsverhaltens evoziert. Ein Erklärungsansatz könnte meines Erachtens in dem Begriff der Inkompetenz liegen, der in der Verstärkerdefizittheorie von LEWINSOHN et al. eine zentrale Rolle spielt (siehe dazu HOFFMANN 1976; LEWINSOHN 1974; STEINMEYER 1980). Danach führt eine geringe Rate von verhaltenskontingenter positiver Verstärkung, die einmal in Umweltfaktoren wie Separationserlebnissen, durch Trennung, Scheidung, Tod, Armut oder soziale Isolation zum anderen aber durch instrumentelle Verhaltensdefizite des Individuums selbst hervorgerufen wird, nach dem Extinktionsprinzip zu herabgesetzten Verhaltenshäufigkeiten und in respondenter Weise zu negativen emotionalen und somatisch-vegetativen Symptomen, über die depressive Pat. klagen. Danach könnte ein spekulatives Erklärungsmodell für das geringe Selbstwertgefühl spezieller depressiver Subgruppen im klinischen Feld so aussehen, daß es bei einem Individuum in seinem Sozialisationsprozeß gemäß der LEWINSOHNschen Theorie zu einem Mangel an Ausbildung sozialer Fähigkeiten kommt, daß sich hieraus im Laufe der Zeit das Gefühl der Inkompetenz im Sozial- und Leistungsbereich entwickelt, das dann das Attributionsverhalten der Vpn derart steuert, daß sie in einem sozialen Vergleichsprozeß persönliche Ursachen für ihren Mißerfolg verantwortlich macht und situationsbezogene Ursachen für ihren Erfolg. Dies wiederum könnte dann zum verminderten Selbstwertgefühl als depressionstypisches Symptom führen. ABRAMSON et al. (1980) stellen hierzu fest: "A major determinant of attitudes toward the self is comparison with others (CLARK u. CLARK 1939; FESTINGER 1954; MORSE u. GERGEN 1970; ROSENBERG 1965)". Die Analogie zwischen der Tendenz zu internalen Kausalattributionen und Mißerfolgserlebnissen wird auch in einer Systematisierung von Kausalattribution und verschiedenen Befindlichkeiten von WEINER und LITMAN-ADIZES (1980) unterstützt.

Betrachtet man die Ergebnisse unserer Untersuchung im Zusammenspiel der verschiedenen psychologischen Depressionstheorien, so erscheint es durchaus auch im klinischen Feld sinnvoll, bei neurotisch Depressiven mit vermindertem Selbstwertgefühl im depressionsfreien Intervall attributionsmodifikatorische Therapiestrategien heranzuziehen wie die Unterstützung einer realistischen Zielsetzung, die Ermöglichung der Generalisation von Erfolgserlebnissen auf andere Situationen, Aufbau der Überzeugung, daß etwaige Mißerfolge nicht an mangelnden Fähigkeiten sondern an mangelnder Anstrengungsbereitschaft liegen und die Veränderung unrealistischer Ursachenzuschreibung in Mißerfolgssituationen in Richtung externaler und in Erfolgssituationen in Richtung internaler Kausalattributionen (siehe hierzu ABRAMSON et al. 1978, 1980).

RUSH et al. (1977) legen ein kognitiv-behaviorales Therapiekonzept vor, wo auch einige attributionstherapeutische Strategien beschrieben werden, wie Gewinnung einer realistischen Einschätzung des Ausmaßes an Verantwortung (Faktoren-Identifikationsmethode). Darüber hinaus sind auch die verhaltenstherapeutischen Programme zur Erhöhung der Selbstsicherheit bedeutsam, wie sie etwa in dem Verhaltenstrainingsprogramm zum Aufbau sozialer Kompetenz mit einem Kommunikations-, Kontakt-, Selbstsicherheits- und Belastungstrainingsprogramm (FELDHEGE u. KRAUTHAN 1979) in konzentrierter Form vorgelegt worden sind.

7. KRITIK UND AUSBLICK

Arbeiten, wie die vorgelegten Untersuchungen im klinischen Feld, können vielfältig kritisiert werden. Unter dem Gesichtspunkt der externen Validität wird die Generalisierbarkeit unserer Ergebnisse dadurch eingeschänkt, daß wir mit anfallenden Stichproben und nicht mit zufällig gezogenen Stichproben gearbeitet haben. Dieses Problem stellt sich besonders bei den experimentellen Arbeiten mit klinisch-depressiven Pat., wo der Experimentator froh ist, wenn die wenigen Pat., die anfallen, zu motivieren sind, die doch recht komplexen Aufgaben auszuführen. Hinsichtlich der internen Validität können die sehr prägnanten Ergebnisse unserer Untersuchung für die Gruppe der endogenen Depressionen z.T. auch dadurch erklärt werden, daß diese depressiven Pat. vom Typ bipolar I besser von den benachbarten depressiven psychiatrischen Krankheitsbildern abgrenzbar waren als die neurotischen Depressionen, wo klinische Differenzierungen von den übrigen depressiven Erkrankungen oder Angstneurosen, Hypochondrien und Neurasthenien schwieriger sein können. Zum anderen kann im Längsschnitt bei dieser Gruppe von Pat. das depressionsfreie Intervall besser bestimmt werden als bei neurotischen Depressionen, wo der Übergang zur depressiven Phase und Remission fließend und somit unbestimmbarer sein kann.

Nach unseren Erfahrungen und Ergebnissen zur Untersuchung des Kausalattributionsverhaltens Depressiver im klinischen Feld sollten weitere Forschungen auf diesem Gebiet versuchen, noch andere nosologische Untergruppen depressiver Pat. - besonders unipolare endogene Depressionen - zu untersuchen. Dabei sollten über einen längeren Zeitraum hinweg verschiedene Zeitpunkte im depressiven und depressionsfreien Intervall untersucht werden, wobei die Differentialdiagnose nicht nur auf der Symptomebene, sondern auch durch neuroendokrinologische und biochemische Parameter (CZERNIK 1982) unterstützt werden sollte. Dabei sollte in stärkerem Maße als bisher versucht werden, Depressivität und Selbstwertgefühl getrennt in ihrer Wirkung auf das Attributionsverhalten zu untersuchen. Ebenso scheint der Zusammenhang zwischen dem Ausmaß der sozialen Kompetenz und dem Attributionsverhalten untersuchenswert. Hinsichtlich der Untersuchungsmethodik sollten weniger retrospektiv erinnerte oder vorgestellte Situationen in Fragebogen abgefragt werden, wie sich der neue Trend in der Attributionsforschung bei Depressiven abzeichnet, sondern es sollten direkte, möglichst natürliche Erlebnisse sowohl im Leistungs- wie auch im Sozialbereich evoziert werden, an die unmittelbar kausalattributionserfassende Meßparameter erhoben werden sollten.

Hinsichtlich der von ABRAMSON et al. (1980) formulierten vorrangigen Aufgabe zukünftiger Forschung, auf diesem Gebiet neue und adäquate Meßtechnologien zu entwickeln, scheint uns die Methode der multidimensionalen Individualskalierung am vielversprechendsten zu sein, da hier

1) schon auf der Ebene der Datengewinnung das Urteilsverhalten der Pat. durch einfache binäre Entscheidungen in Form von Paarvergleichen nicht überfordert wird und auf Kompetenz und Motivationen hin getestet werden kann,

2) die Modellanpassung an die erhobenen Daten auf jeder Stufe der Datenaggregierung für jeden einzelnen Pat. geprüft werden kann,

3) es die idiographische Analyse der Einzeldaten pro Pat. auf verläßlichem und präzisen Niveau gestattet und

4) es last not least ein durch eine Skalentheorie und ein mathematisches Modell begründetes Meßniveau liefert, das mit Verhältnisskalenqualität die inferenzstatistische Aggregierung der Individualdaten zu nomotethischen Aussagen mittels multivariater Verfahren mit hoher Präzision gestattet.

8. ZUSAMMENFASSUNG

Ziel der vorliegenden Untersuchung ist die empirische Überprüfung der klinischen Relevanz der reformulierten Theorie der "erlernten Hilflosigkeit" (Learned Helplessness) von SELIGMAN hinsichtlich Ätiologie, Diagnostik und Therapie bei stationären depressiven Pat. Hierbei geht es einmal um neue experimentelle Erkenntnisse zu den oben genannten Bereichen im klinischen Feld und zum anderen um die Anwendung und Demonstration neuer meßtheoretischer Technologien zur metrischen Erfassung von komplexeren kognitiven Phänomenen wie Kausalattributionsmustern mit möglichst hoher Präzision auf einem zuverlässigen Skalenniveau.

Zentraler Punkt der reformulierten SELIGMANschen Theorie zur Erklärung depressiven Erlebens und Verhaltens, der seiner Theorie auch eine klinische Dimension verleihen soll, ist ein Kausalattributionsprozeß, der bei wiederholter Erfahrung von Hilflosigkeitssituationen beim Individuum die Frage nach dem Grund der Hilflosigkeit systematisch erklären soll. Danach suchen SELIGMAN et al. die verschiedenen Symptome depressiver Subgruppen, ihren unterschiedlichen zeitlichen Verlauf und die Globalität der Symptomatik mit spezifischen Formen der Ursachenzuschreibung derart in Verbindung zu bringen, daß Hilflosigkeitssituationen generell zu depressiven Verhaltens- und Erlebnisweisen führen, daß aber bei einer internalen Ursachenzuschreibung von Mißerfolgserlebnissen ein depressives Syndrom mit vermindertem Selbstwertgefühl resultiert, daß bei einer globalen Ursachenzuschreibung eine generelle Symptomatik auftritt und daß bei stabilen Kausalattributionen eine eher chronifizierte depressive Symptomatik zu erwarten ist. Gemäß der Theorie soll Depression das Resultat der objektiven Erfahrung der Nichtkontrolle über subjektiv bedeutsame Ereignisse sein. Diese Erfahrungen werden dann durch die Kausalattribuierung internaler, stabiler und globaler Faktoren kognitiv verarbeitet, was zu einer Verminderung des Selbstwertgefühls und so zu einer Mißerfolgserwartung hinsichtlich zukünftiger Ereignisse führt und damit zur Verschlechterung und Verfestigung der depressiven Symptomatik beiträgt.

In der vorliegenden Arbeit wurde nun mit den Methoden der direkten und indirekten Skalierung sowie durch Fragebogentechniken versucht, aufgrund des autodeskriptiven Urteilsverhaltens der Pat. und psychiatrischer und psychisch gesunder Kontrollgruppen etwaige depressionsspezifische Attributionsmuster von Erfolgs- bzw. Mißerfolgserlebnissen zu erfassen. Hierbei wurden die stationären depressiven Pat. sowohl nach dem klinischen Urteil wie auch nach operationalen Kriterien in klinisch relevante Subgruppen unterteilt und hinsichtlich ihres spezifischen Attributionsverhaltens im therapeutischen Längsschnitt beobachtet. In Untersuchung I (U I) wurde - der konventionellen Forschung in diesem Bereich folgend - das Attributionsverhalten der Pat. durch Selbstbeurteilungsskalen auf den in der Attributionstheorie bekannten Dimensionen Internalität versus Externalität, Globalität versus Spezifität und Labilität versus Stabilität erfaßt. In dieser U I wurde vorwiegend der Frage nachgegangen, ob und gegebenenfalls in welcher Form sich ein typisches Kausalattributionsmuster für die verschiedenen klinisch unterscheidbaren depressiven Subgruppen sichern läßt und weiter, ob es in der von SELIGMAN vorausgesagten Form für die verschiedenen Symptommuster der depressiven Subgruppen auch spezifische Attributionsmuster gibt.

In der Untersuchung II (U II) stand die präzise und individuumzentrierte Erfassung von Kausalattributionsmustern im therapeutischen Längsschnitt im Vordergrund der Beobachtung. Auf der Basis der COOMBSschen Datentheorie des metrischen Unfoldings wurde durch die Anwendung eines multidimensionalen Individualskalierungsmodells eine genaue und auf jeden einzelnen Pat. bezogene Analyse seines Attributionsverhaltens sowohl in der Depression wie auch nach Abklingen der depressiven Phase ermöglicht. Nach dieser, auch in der quantitativen klinischen Feldforschung so wichtigen idiographischen Analyse der Einzeldaten, wurde eine Datenaggregierung durch diskriminanzanalytische Verfahren vorgenommen, die dann eine nomothetische Aussage zum längsschnittlichen Verlauf des Attributionsverhaltens bei den einzelnen Pat. Stichproben erlaubte.

In der Fragebogenuntersuchung (U III) wurde versucht, über die spezifische experimentelle Form der Erfolgs- bzw. Mißerfolgssituationen hinaus retrospektiv komplexere Erfolgs- bzw. Mißerfolgssituationen in der Vorstellung der Pat. zu evozieren und ihr Kausalattributionsverhalten zu diesen komplexen Situationen zu erfassen. Hier folgten wir neueren Forschungsansätzen zu diesem Thema im angloamerikanischen Bereich. Überblicksmäßig lassen sich die Ergebnisse der Untersuchungen derart zusammenfassen, daß auf der Dimension Externalität versus Internalität depressive Subgruppen mit vermindertem Selbstwertgefühl in statistisch bedeutsamer Weise von nicht-depressiven psychiatrischen und psychisch gesunden Kontrollgruppen getrennt werden können. Hierbei neigen depressive Patienten in der depressiven Phase dazu, ihre Mißerfolge auf internale persönliche Ursachen zurückzuführen, während Erfolge auf externale außenpersonale Ursachen zurückgeführt werden. Hiernach kann unseren Ergebnissen zufolge das in der depressiven Symptomatik so wichtige Phänomen des Selbstwertverlustes im Sinne der SELIGMANschen Theorie durch attributionstheoretische Termini beschrieben und erklärt werden.

Hingegen fanden sich hinsichtlich der Chronizität und der Universalität in der depressiven Symptomatik im klinischen Feld bei unseren Untersuchungen keine so eindeutigen Zusammenhänge zu attributionsspezifischen Verhaltensweisen, so daß die reformulierte Theorie der erlernten Hilflosigkeit nach unseren Beobachtungen im klinischen Feld nicht ausreicht, die unterschiedlichen Symptomverläufe der depressiven Symptomatik zu erklären.

Interessant ist in diesem Zusammenhang, daß die spezielle Form der Ursachenzuschreibung bei der Gruppe der endogenen Depressionen vom Typ bipolar I nach der vorwiegend pharmakologischen Behandlung nach Abklingen der depressiven Symptomatik nicht mehr zu beobachten ist, sondern es zu einer Umkehrung der Attributionsmatrix kommt, wobei keine Unterschiede mehr zum Attributionsstil anderer nicht-depressiver Pat. und gesunder Vpn zu beobachten sind. Hiernach beschreibt der attributionstheoretische Ansatz der SELIGMANschen Depressionstheorie in unseren Untersuchungen bei endogenen Depressionen vorwiegend einen phänomenalen Faktor.

Bei der Gruppe der neurotischen Depressionen konnte innerhalb der depressiven Erkrankung generell kein so akzentuierter typischer Attributionsstil objektiviert werden; im Gegensatz aber zu den Befunden bei den endogenen Depressionen zeigte sich in dieser Gruppe auch nach Abklingen der Depression keine Veränderung ihres Attributionsstiles und keine Annäherung an das Attributionsverhalten der psychiatrischen Kontrollgruppen und der gesunden Vpn. Demnach scheint der attributionstheoretische Ansatz bei neurotischen Depressionen weniger einen phänomenalen Aspekt des depressiven Geschehens zu erfassen, sondern eher einen depressionsgenerierenden Faktor, der in der prämorbiden Persönlichkeit verankert scheint.

Diese Ergebnisse werden mit Untersuchungsbefunden aus den Forschungsansätzen von v. ZERSSEN zur prämorbiden Persönlichkeit Depressiver hinsichtlich des Typus melancholicus in Beziehung gesetzt und Parallelen aufgezeigt. Die empirischen Untersuchungen zum Attributionsstil klinisch-depressiver Pat. und somit zur Bedeutsamkeit der reformulierten SELIGMANschen Theorie lassen insgesamt einen weiteren Ausbau attributionsmodifikatorischer Techniken sowie Programme zum Aufbau der sozialen Kompetenz zur Behandlung neurotisch-depressiver Pat. sinnvoll erscheinen.

9. LITERATUR

Abramson LY, Garber J, Seligman MEP (1980) Learned helplessness in humans: An attributional analysis. In: Garber J, Seligman MEP (ed) Human helplessness. Theory and application. Academic Press, New York London Toronto Sydney San Francisco

Abramson LY, Seligman MEP, Teasdale JD (1978) Laerned helplessness in humans: Critique and reformulation. J Abn Psychol 87:49-74

Ahrens HJ (1974) Multidimensionale Skalierung. Beltz, Weinheim Basel

Altmann JH, Wittenborn JR (1980) Depression-prone personality in women. J. Abn. Psychol. 89:303-311

Anderberg MR (1973) Cluster Analysis for Application. Academic Press, London

Angst J (1966) Zur Ätiologie und Nosologie endogener depressiver Psychosen. Springer, Berlin

Beck AT (1967) Depression, Clinical, experimental, and theoretical aspects. Harper and Row, New York

Beck AT (1972) Depression. Univ. of Pennsylvania Pr., Philadelphia

Beck AT (1974) The development of depression. A cognitive model. In: Friedman RJ u. Katz MM (Eds): The psychology of depression. Wiley, New York

Beck AT (1976) Cognitive therapy and emotional disorders. Intern. Univ. Pr., New York

Beck AT, Ward CH, Mendelson M, Mock J, Erbaugh J (1961) An inventory for measuring depression. Arch. Gen. Psychiatr. 4:53-63

Bibring E (1953) The mechanism of depression. In: Greenacre P (Ed): Affective disorders: Psychoanalytic contributions to their study. Intern. Univ. Pr., New York

Blaney PH (1977) Contemporary theories of depression: Critique and comparison. J. Abn. Psychol., 86:203-223

Blaney PH, Behar V, Head R (1980) Two measures of depressive cognitions: Their association with depression and with each other. J. Abn. Psychol. 89:678-692

Blankenburg W (1973) Prämorbide Persönlichkeit. In: Müller C (Hrsg.): Lexikon der Psychiatrie. Springer, Berlin Heidelberg New York

Bock HH (1970) Siehe Jesdinsky HJ.

Borg I (1981) Anwendungsorientierte multidimensionale Skalierung. Springer, Berlin Heidelberg New York

Bradley RA (1954) Incomplete block rank analysis: On the appropriateness of the model for a method of paired comparisons. Biometrics 10:375-390

Bradley RA, Terry ME (1952) The rank analysis of incomplete block designs. Biometrika 39:324-345

Bradley GW (1978) Self-sevice biases in the attribution process: A reexamination of the fact or fiction question. J. Pers. Soc. Psychol. 36:56-61

Brauchli B (1981) Zur Nosologie in der Psychiatrie. Methodische Ansätze empirischer Forschung: Theorie und Methodenstudien zur Clusteranalyse. Enke, Stuttgart

Buchwald AM, Coyne JC, Cole ChS (1978) A critical evaluation of the learned helplessness model of depression. J. Abn. Psychol. 180-193

Carroll JD (1972) Individual differences and multidimensional scaling. In: Shepard RD, Romney AK, Nerlove SB (ed) Multidimensional scaling. Seminar Press Vol. I, New York, pp 105-158

Carroll JD, Chang JJ (1970) Analysis of individual differences in multidimensional scaling via an N-way generalisation of "ECKART-YOUNG" decomposition. Psychometrika 35:283-319

Clark KB, Clark MP (1939) The development of consciousness of self and the emergence of racial identification in Negro preschool children. J. Soc. Psychol. 10:591-603

Clark DM, Teasdale JD (1982) Diurnal variation in clinical depression and accessibility of memories of positive and negative experiences. J. Abn. Psychol. 91:87-94

Cochran WG (1952) The chi-square test of goodness of fit. An. Math. Stat. 23:315-345

Coombs CH (1948) Some hypotheses for the analysis of qualitative variables. Psych. Rev. 55:167-182

Coombs CH (1952) A theory of psychological scaling. Engineering Research Institute Bulletin no 34, University of Michigan Press. Ann Arbor

Coombs CH (1964) A theory of data. Wiley, New York London Sydney

Costello CG (1978) A critical review of Seligman's laboratory experiments on learned helplessness and depression in humans. J. Abn. Psychol. 87:21-31

Czernik A (1982) Zur Psychophysiologie und Neuroendokrinologie von Depressionen. Springer, Berlin Heidelberg New York

Davidson JA (1972) A geometrical analysis of the unfolding model: Nondegenerativ solutions. Psychometrika 37:193-216

Depue RA, Monroe SM (1978) Learned helplessness in the perspective of the depressive disorders: Conceptual and definitional issues. J. Abn. Psychol. 87:3-20

Eckart C, Young G (1936) The approximation of one matrix by another of lower rank. Psychometrika 1:211-218

Eysenck HJ (1964) The Eysenck Personality Inventory. University of London Press

Fahrenberg J, Selg H, Hampel R (1978) Freiburger Persönlichkeitsinventar F-P-I. Verlag für Psychologie, Hogrefe, Göttingen Toronto Zürich

Feger H (1974) Die Erfassung individueller Einstellungsstrukturen. Ztschr. Sozialpsych. 5:242-254

Feger H (1975) Längsschnittliche Erfassung intraindividueller Unterschiede bei Einstellungsstrukturen. In: Lehr U, Weinert F (Hrsg) Entwicklung und Persönlichkeit. Kohlhammer, Stuttgart Berlin Köln Mainz

Feldhege F-J, Krauthan G (1979) Verhaltenstrainingsprogramm zum Aufbau sozialer Kompetenz. Springer, Berlin Heidelberg New York

Festinger L (1954) A theory of social comparison process. Human Relations 7:117-140

Fitch G (1970) Effects of self-esteem, perceived performance, and choice on causal attributions. J. Pers. Soc. Psychol. 16:311-315

Forgy EW (1965) Clusteranalysis of multivariata data. Efficiency versus interpretability of classifications. Abstract in: Biometrics 21:768-769

Fosco E, Geer J (1971) Effects of gaining control over aversive stimuli after differing amounts of no control. Psychological Reports 29:1153-1154

Freud S (1957) Mourning and melancholia. In: Strachey J (Ed. and trans.): Standard edition of the complete psychological works of Sigmund Freud, hogarth Press (Originally published 1917)

Frieze I, Weiner B (1971) Cue utilization and attributional judgements for success and failure. J. Pers. 39:591-606

Frumkin K, Brookshire KH (1969) Conditioned fear training and later avoidance learning in goldfish. Psychonomic Science 16:159-160

Garber J, Hollon SD (1980) Universal versus personal helplessness: Belief in uncontrollability or incompetence. J. Abn. Psychol. 89:56-66

Gatchel RJ, Proctor JD (1976) Physiological correlates of learned helplessness in man. J. Abn. Psychol. 85:27-34

Glass DC, Singer JE (1972) Urban stress: Experiments on noise and social stressors. Academic Press, New York

Golin S, Terrell F (1977) Motivational and associative aspects of mild depression in skill and chance tasks. J. Abn. Psychol. 86:389-401

Golin S, Sweeney PD, Shaeffer DE (1981) The causality of causal attributions in depression: A cross-lagged panel correlation analysis. J. Abn. Psychol. 90:14-21

Green PE, Carmone FJ (1972) Multidimensional scaling and related techniques in marketing research. Allyn and Bacon, Boston, Mass.

Gulliksen H, Tukey JW (1958) Reliability for the law of comparative judgement. Psychometrika 23:95-110

Habbema JDF, Hermans J, Van den Broeck K (1974) A stepwise discriminant analysis program using density estimation. In: Bruckmann G (ed): Proceedings in computational statistics. Physica, Wien

Hamilton M (1960) A rating scale for depression. J. Neur. Neurosurg. Psychiatr. 23:56-62

Hammen CL, Cochran SD (1981) Cognitive correlates of live stress and depression in college students. J. Abn. Psychol. 90:23-31

Hammen CL, deMayo R (1982) Cognitive correlates of teacher Stress and depressive Symptoms: Implications for attributional models of depression. J. Abn. Psychol. 91:96-103

Harvey DM (1981) Depression and attributional style: Interpretations of important personal events. J. Abn. Psychol. 90:134-189

Hautzinger M, Hoffmann N (1979) Depression und Umwelt. Otto Müller, Salzburg

Hautzinger M, Greif S (1981) (Hrsg.): Kognitionspsychologie der Depression. Kohlhammer, Stuttgart

HEIDER F (1944) Social perception and phenomenal causality. Psychol. Rev. 51:358-374

Heider F (1958) The psychology of interpersonal relations. Wiley, New York

Herkner W (1980) (Hrsg.): Attributions-Psychologie der Kausalität. Huber, Bern Stuttgart Wien

Herrmann C (1981) Attribuierungsmuster Depressiver. In: Hautzinger M, Greif S (Hrsg.): Kognitionspsychologie der Depression. Kohlhammer, Stuttgart

Hiroto DS (1974) Locus of control and learned helplessness. J. Exper. Psychol. 102:187-193

Hiroto DS, Seligman MEP (1975) Generality of learned helplessness in man. J. Pers. Soc. Psychol. 31:311-327

Hoffmann N (1976) (Hrsg.): Depressives Verhalten. Otto Müller, Salzburg

Howard JH, Silverman EB (1976) A multidimensional scaling analysis of 16 complex sounds. Perception & Psychophysics 19 (2):193-200

Huber G (1974) Psychiatrie. Schattauer, Stuttgart New York

HUESMANN LR (1978) Cognitive processes and models of depression. J. Abn. Psychol. 87:194-198

Ickes WJ, Layden MA (1978) Attributional styles. In: Harvey J, Ickes WJ, Kidd R (Eds): New directions in attributional research (Vol. 2) Hillside NJ: Lawrence Erlbaum Associates

Jesdinsky H-J (1970) Statistische Methoden II. Lecture notes in operations research and mathematical systems. Berlin

Johnson RM (1963) On a theorem stated by ECKART and YOUNG. Psychometrika 28:259-263

Johnson RM (1973) Pairwise nonmetric multidimensional scaling. Psychometrika 38:11-19

Johnson TJ, Feigenbaum R, Weiby M (1964) Some determinants and consequences of the teacher's perception of causation. J. Educ. Psychol. 55:237-243

Kendall MG (1948) Rank correlation methods. Griffin, London

Kendall MG (1955) Further contributions to the theory of paired comparisons. Biometrics 11:43-62

Kendell RE (1976) The classification of depression: A review of contemporary confusion. Br. J. Psychiatr. 129:15-28

Kendell RE (1978) Die Diagnose in der Psychiatrie. Enke, Stuttgart

Klein DC, Seligman MEP (1976) Reversal of performance deficits in learned helplessness and depression. J. Abn. Psychol. 85:11-26

Klein DC, Fencil-Morse E, Seligman MEP (1976) Learned helplessness, depression, and the attribution of failure. J. Pers. Soc. Psychol. 33:508-516

Krantz DH (1967) Rational distance functions for multidimensional scaling. J. math. Psych. 4:226-245

Kruskal JB (1964) Multidimensional scaling by optimizing goodness of fit to a nonmetric hypothesis. Psychometrika 29:1-29

Kuiper NA (1978) Depression and causal attributions for success and failure. J. Pers. Soc. Psych. 36:236-246

Lewinsohn PM (1974a) Clinical and theoretical aspects of depression. In: Calhoun KS, Adams HE, Mitchell KM (eds.): Innovative treatment methods in psychopathology. Wiley, New York

Lewinsohn PM (1974b) A behavioral approach to depression. In: Friedman RJ, Katz MM (eds.): The psychology of depression. Contemporary theory and research. Wiley, New York

Lewinsohn PM, Mischel W, Chaplin W, Barton R (1980) Social competence and depression: The role of illusory selfperceptions. J. Abn. Psychol. 89:203-212

Lewinsohn PM, Steinmetz JL, Larson DW, Franklin J (1981) Depression-related cognitions: Antecedent or consequenze? J. Abn. Psychol. 90:213-223

Linden M (1979) Psychiatrische und nosologische Klassifikation depressiver Störungen. In: Hautzinger M, Hoffmann N (Hrsg.): Depression und Umwelt. Otto Müller, Salzburg

Lingoes JC (1972) A general survey of the GUTTMAN-LINGOES nonmetric program series. In: Shepard RN, Momney AK, Nerlove SB (ed) Multidimensional scaling. Seminar Press Vol I, New York

Luce RD (1961) A choice theory analysis of similarity judgements. Psychometrika 26:151-163

Maier SF, Testa TJ (1975) Failure to learn to escape by rats previously exposed to incescapable shock is partly produced by associative interference. J. Comp. Physiol. Psychol. 88:554-564

Maier SF, Seligman MEP (1976) Learned helplessness: Theory and evidence. J. Exp. Psychol.: General 105:3-46

Masserman JH (1971) The principle of uncertainty in neurotigenesis. In: Kimmel HD (Ed.): Experimental psychopathology. Academic Press, New York

Medow H, Zander A (1965) Aspirations for the group chosen by central and peripheral members. J. Pers. Soc. Psychol. 1:224-231

Metcalfe M, Goldman E (1965) Validation on an inventory for measuring depression. Br. J. Psychiatr. 111:240-246

Morse S, Gergen KJ (1970) Social comparison, self-consistency, and the concept of self. J. Pers. Soc. Psychol. 16:148-156

Mosteller F (1951) Remarks on the methods of paired comparisons I: The least squares solution assuming equal standard deviations and equal correlations. Psychometrika 16:203-206

Mosteller F (1952) Remarks on the method of paired comparisons III: A test of significance for paired comparisons when equal standard deviations and equal correlations are assumed. Psychometrika 16:207-218

Orth B (1982) Zur Bestimmung der Skalenqualität bei 'direkten' Skalierverfahren. Ztschr. exp. angew. Psych. 29:160-178

Overmier JB, Seligman MEP (1967) Effects of incescapable shock upon subsequent escape and avoidance learning. J. Comp. Physiol. Psychol. 63:28-33

Padilla AM, Padilla C, Ketterer T, Giacalone D (1970) Inescapable shocks and subsequent avoidence conditioning in goldfish (Carriasus auratus). Psychonomic Science 20:295-296

Pasahow RJ (1980) The relation between an attributional dimension and helplessness. J. Abn. Psychol. 89:358-367

Paul D (1980) Depression, generality of attribution, and expectancy shifts following failure. Universität Bielefeld

Paykel ES (1971) Classification of depressive patients: A cluster analysis derived grouping. Br. J. Psychiatr. 30:302-309

Paykel ES (1977) Response to treatment and depressive classification. In: Burrows GD (Ed.): Handbook of studies on depression. Ex. Med.

PERRIS C (1966) A study of bipolar (manic-depressive) and unipolar recurrent depressive psychoses. Acta Psychiatr. Scand. 42

Racinskas JR (1971) Maladaptive consequences of loss or lack of control over aversive events. Unpublished doctoral dissertation. Waterloo University, Ontario, Canada

Raps CS, Peterson C, Kenneth ER, Abramson LY, Seligman MEP (1982) Attributional style among depressed patients. J. Abn. Psychol. 91:102-118

Reith WH (1978) The psychopath. Brunner/Mazel, New York

Rizley R (1978) Depression and distortion in the attribution of causality. J. Abn. Psychol. 87:32-48

Rodin J (1976) Density, perceived choice, and response to controllable and uncontrollable outcome. J. Exper. Soc. Psychol. 12:564-578

Rosenberg M (1965) Society and the adolescent self-image. Princeton NJ: Princeton University Press

Roth S (1980) A revised model of learned helplessness in humans. J. Pers. 48:103-133

Roth S, Bootzin RR (1974) Effects of experimentally induced expectancies of external control: An investigation of learned helplessness. J. Pers. Soc. Psychol. 29:253-264

Roth S, Kubal L (1975) Effects of noncontingent reinforcement on tasks of differing importance: Facilitation and learned helplessness. J. Pers. Soc. Psychol. 32:680-691

Roth A, Kilpatrick-Tabak B (1977) Developments in the study of learned helplessness in humans: A critical review. Duke University

Rush AJ, Beck AT, Kovacs M, Hollon S (1977) Comparative efficacy of cognitive therapy and pharmacotherapy in the treatment of depressed outpatients. Cognitive Therapy and Research 1:17-37

Sauer C, Müller M (1980) Die Theorie der gelernten Hilflosigkeit: Eine hilfreiche Theorie? Ztschr. f. Sozialpsychol. 11:2-24

Scheffe H (1959) The analysis of variance. Wiley, New York

Schönemann PH (1970) On metric multidimensional unfolding. Psychometrika 35:349-367

Schönemann PH (1972) An algebraic solution for a class of
   subjective metric models. Psychometrika 37:441-453

Schönemann PH, Wang MM (1972) An individual difference model for the
   multidimensional analysis of preference data. Psychometrika
   37:275-311

Seitz B (1980) Zusammenhänge zwischen Depressivität und realem
   und idealem Selbstbild. In: Hautzinger M, Schultz W (Hrsg.):
   Klinische Psychologie und Psychotherapie. Bd. 3 DGVT & GwG,
   Tübingen Köln

Seligman MEP (1975) Helplessness: On depression, development, and
   death. Freeman, San Francisco

Seligman MEP (1978) Comment and integration. J. Abn. Psychol.
   87:165-179

Seligman MEP (1979) Erlernte Hilflosigkeit. Urban & Schwarzenberg,
   München

Seligman MEP, Maier SF (1967) Failure to escape traumatic shock.
   J. Exper. Psychol. 74:1-9

Seligman MEP, Rosellini RA, Kozak M (1975) Learned helplessness in
   the rat: Reversibility, time course, and immunisation. J. Comp.
   Physiol. Psychol. 88:542-547

Seligman MEP, Abramson LY, Semmel A, Von Bayer C (1979) Depressive attributional style. J. Abn. Psychol. 88:242-247

Semmel A, Abramson LY, Seligman MEP, Von Bayer C (1978) A scale for measuring attributional style. University of Pennsylvania

Shepard RN (1962) The analysis of proximities: Multidimensional scaling with an unknown distance function. Psychometrika 27:125-139

Shepard RN, Romney AK, Nerlove SB (1972) (Eds.): Multidimensional scaling. Theory and apllications in the behavioral sciences. Vol. I. Seminar Press, New York

Sixtl F (1967) Meßmethoden der Psychologie. Beltz, Weinheim

Smolen RC (1978) Expectancies, mood, and performance of depressed and nondepressed psychiatric inpatients an chance and shill tasks. J. Abn. Psychol. 87:81-101

Steinmeyer EM (1974) Informationsangebot und klinische Urteilsbildung. Ztschr. exp. angew. Psych. 21:457-482

Steinmeyer EM (1975) Experiment zur autodeskriptiven Beurteilung depressiver Symptome bei psychopathologischen Krankheitsgruppen. Ztschr. exp. angew. Psych. 22:290-315

Steinmeyer EM (1976) Untersuchungen zur automatischen Taxonomie (Clusteranalyse) von FPI-Testwerten im psychiatrischen Feld. Ztschr. exp. angew. Psychol. 23:140-150

Steinmeyer EM (1977) Modell zur Darstellung und Erfassung inter- und intraindividueller Einstellungsperspektiven im psychopathologischen Feld. Ztschr. exp. angew. Psych. 24:129-146

Steinmeyer EM (1978) Einzelfalldiagnostik. In: Klauer KJ (Hrsg.): Handbuch der pädagogischen Diagnostik. Schwann, Düsseldorf, S. 145-155

Steinmeyer EM (1980) Depression. Kohlhammer, Stuttgart Berlin Köln Mainz

Steinmeyer EM (1984) Multidimensionale Individualskalierung dargestellt am Beispiel der kognitiven Depressionsforschung. In: Bochnik JH (Hrsg.): Psychologie für Psychiatrie und Neurologie, Beltz (im Druck)

Streufert S, Streufert SC (1969) Effects of conceptual structure, failure, and success on attribution of causality and interpersonal attitudes. J. Pers. Soc. Psychol. 11:138-147

Teasdale JD (1978) Effects of real and recalled success on learned helplessness and depression. J. Abn. Psychol. 87:155-164

Teasdale JD, Fogarty SY (1979) Differential effects of induced mood on retrieval of Pleasant and Unpleasant events from episodic memory. J. Abn. Psychol. 88:248-257

Tellenbach H (1976) Melancholie. Springer, Heidelberg

Thomas E, Dewald L (1977) Experimental neurosis: Neuropsychological analysis. In: Maser D, Seligman MEP (Eds.): Psychopathology: Experimental models. Freeman, San Francisco

Thornton JW, Jacobs PD (1971) Learned helplessness in human subjects. J. exp. Psychol. 87:369-372

Thurstone LL (1927) A law of comparative judgement. Psych. Rev. 34:273-286

Torgerson WS (1952) Multidimensional scaling: I. theory and method. Psychometrika 17:401-419

Torgerson WS (1958) Theory and method of scaling. Wiley, New York

Tucker LR, Messick SJ (1963) Individual differences model for multidimensional scaling. Psychometrika 28:17-35

Vogel WH, Gentile NT, Swenson RM (1983) "Learned helplessness" as a model for human depression: A biochemical and pharmacological evaluation. Unveröffentl. Manuskript. Department of Pharmacology. Thomas Jefferson University. Philadelphia

Weiner B, Frieze I, Kulka A, Reed L, Rest S, Rosenbaum RM (1971) Perceiving the causes of success and failure. Morristown NJ: General learning Press

Weiner B, Litman-Adizes T (1980) An attributional, expectancy - value analysis of learned helplessness and depression. In: Garber J, Seligman MEP (Eds.): Human Helplessness. Academic Press, New York, S. 35-37

Wortman CB, Brehm JW (1975) Responses to uncontrollable outcomes: An integration of reactance theory and learned helplessness model. In: Berkowitz L (Ed.): Advances in experimental social psychology (Vol. 8). Academic Press, New York

Wortman CB, Dintzer L (1978) Is an attributional analysis of the learned helplessness phenomenon viable? A critique of the Abramson-Seligman-Teasdale reformulation. J. Abn. Psychol. 87:75-90

Young FW (1970) Nonmetric multidimensional scaling: Recovery of metric information. Psychometrika 35:455-473

Zerssen von D (1976a) Depressivitätsskala. Manual. Beltz, Weinheim

Zerssen von D (1976b) Die Befindlichkeitsskala. Manual. Beltz, Weinheim

Zerssen von D (1976c) Der "Typus melancholicus" in psychometrischer Sicht (Teil 1 und 2). Ztschr. klin. Psychol. Psychother. 24:200 und 305

Zerssen von D (1980) Persönlichkeitsforschung bei Depressionen. In: Heimann H, Giedke H (Hrsg.): Neue Perspektiven in der Depressionsforschung. Huber, Bern 1980, S. 155-178

Zung WWK (1965) A self-rating depression scale. Arch. Gen. Psychiatr. 12:63-70

ANHANG

Untersuchung I

Ich möchte Sie nun bitten, an einer weiteren testpsychologischen Untersuchung teilzunehmen. Diese Untersuchung versucht die "soziale Intelligenz" zu erfassen. Es hat sich in früheren Untersuchungen herausgestellt, daß Menschen, die in diesem Test gut abschneiden, auch gut mit anderen Menschen umgehen können, sich in der Gruppe gut behaupten können und überhaupt im sozialen Bereich recht geschickt sind. Das Ergebnis dieser Tests ist einmal für Sie selbst interessant, zum anderen bitte ich Sie, möglichst gut mitzumachen, da diese Untersuchung als Grundlage für die Konstruktion eines klinischen Tests dienen soll, eine Aufgabe, die für mich persönlich sehr wichtig ist.

Ich habe hier eine Liste von 50 Wörtern. Zu diesen Wörtern kann man sogenannte "spontane Assoziationen" bilden. Diese "spontanen Assoziationen" sind Wörter, die einem sofort zu den vorgegebenen Wörtern einfallen: Es wird etwa das Wort "Vater" vorgegeben und die Versuchsperson antwortet sofort mit "Mutter". Ich habe hier nun zu den 50 Wörtern die spontanen Assoziationen, die in der deutschen Bevölkerung am häufigsten gegeben wurden (erhoben an einer repräsentativen Stichprobe von 5000 Vpn). Sie sollen nun immer bei den vorgesagten 50 Wörtern jeweils die spontanen Assoziationen vorhersagen, von denen Sie glauben, daß diese jeweils am häufigsten von der Gesamtbevölkerung genannt wurden. Sie haben jeweils 15 Sekunden Zeit, Ihre Assoziation auf den Antwortbogen zu schreiben und daraufhin mir zu sagen. Ich teile Ihnen dann für jedes Wort mit, ob die Antwort richtig oder falsch ist. Bitte umkreisen Sie dann auch jeweils das Wort "richtig", wenn Ihre Assoziation richtig war und das Wort "falsch", wenn Ihre Assoziation falsch war. Haben Sie das getan, werden Sie nach Ihrer nächsten Voraussage gefragt und das so weiter, bis Sie alle 50 Voraussagen gemacht haben. Natürlich kann man nicht alle Assoziationen richtig voraussagen. Das Abschneiden wird durch Glück beeinflußt, ebenso dadurch, wie schwierig die einzelnen Wörter sind. Die Fähigkeit, sich in die Mitmenschen "eindenken" zu können, ist für ein erfolgreiches Abschneiden ebenso wichtig, wie das Ausmaß an Anstrengung, das Sie in diese Aufgabe investieren.

Wie jemand bei solchen Testaufgaben, wie Sie sie gerade bearbeitet haben, abschneidet, hängt von einer Anzahl von Gründen ab:

1) Manchmal ist die Aufgabe einfach. Auch Versuchspersonen, die wenig Geschick haben und unfähig sind, oder sich nur wenig anstrengen, sind hier erfolgreich. Bei schwereren Aufgaben zeigen sie dann nicht so gute Leistungen.

2) Einige Versuchspersonen sind erfolgreich, weil sie sich geradezu auf die Testaufgabe stürzen und sich außerordentlich anstrengen, die Lösung zu finden. Dadurch sind sie imstande, mangelnde Fähigkeiten auszugleichen und Glücklosigkeit zu überwinden. Gerade, wenn eine Aufgabe schwierig ist, schneiden diese Versuchspersonen gut ab. Wo sie das Interesse verlieren und sich nicht anstrengen, sind sie wahrscheinlich nicht so erfolgreich.

3) Andere Versuchspersonen lösen die Aufgabe erfolgreich, weil sie zufällig das Glück hatten, die richtigen Kombinationen zu erraten. Sie lösen die Aufgabe also durch einen glücklichen Zufall. Sie sind erfolgreich ohne besondere Fähigkeiten und ohne sich besonders anzustrengen. Gäbe man ihnen noch einmal eine Kombination anderer Assoziationen, würden sie unter Umständen nicht so gut abschneiden, selbst wenn die Aufgabe leichter wäre.

4) Wieder andere Versuchspersonen sind erfolgreich, weil sie das Geschick und die Begabung dazu haben. Diese Versuchspersonen brauchen sich auch bei recht schwierigen Aufgaben dieser Art nicht sonderlich anzustrengen. Auch Glück spielt hier bei der Lösung keine Rolle. Würde man ihnen eine andere, sogar schwerere Aufgabe geben, würden sie wahrscheinlich wieder so gut abschneiden, weil sie die spezielle Begabung und das Geschick zur Lösung der Aufgabe hätten.

R E I Z W Ö R T E R

1)	Vater	+		26)	Ball	−
2)	Hund	+		27)	Schnur	−
3)	Baum	−		28)	Zimmer	+ −
4)	Tisch	+		29)	Fluß	+
5)	Auto	−		30)	Kälte	+
6)	Nagel	−		31)	Glas	−
7)	Kleid	−		32)	Bett	−
8)	Rose	+ −		33)	Rauch	−
9)	Kind	+		34)	Radio	+ −
10)	Tag	+		35)	Wetter	−
11)	Spiegel	−		36)	Sommer	+
12)	Haus	+		37)	Wut	−
13)	Dieb	−		38)	Feld	−
14)	Land	+ −		39)	Kirche	−
15)	Geld	−		40)	Licht	+
16)	Grün	+		41)	Frau	+
17)	Weg	−		42)	Arbeit	−
18)	Himmel	+		43)	Krankheit	+
19)	Gott	−		44)	Durst	+
20)	Nadel	+		45)	Name	−
21)	Tasse	+		46)	Leben	+
22)	Erde	−		47)	Bach	−
23)	Feuer	+		48)	Tier	+
24)	Buch	−		49)	Laus	+
25)	Liebe	+		50)	Gold	+

A N T W O R T B O G E N   Kenn-Nr.: _____

1) ------ richtig / falsch
2) ------ richtig / falsch
3) ------ richtig / falsch
4) ------ richtig / falsch
5) ------ richtig / falsch
6) ------ richtig / falsch
7) ------ richtig / falsch
8) ------ richtig / falsch
9) ------ richtig / falsch
10) ------ richtig / falsch
11) ------ richtig / falsch
12) ------ richtig / falsch
13) ------ richtig / falsch   Anzahl der richtigen
14) ------ richtig / falsch
15) ------ richtig / falsch   Vorhersagen: _____
16) ------ richtig / falsch
17) ------ richtig / falsch
18) ------ richtig / falsch
19) ------ richtig / falsch
20) ------ richtig / falsch
21) ------ richtig / falsch
22) ------ richtig / falsch
23) ------ richtig / falsch
24) ------ richtig / falsch
25) ------ richtig / falsch
26) ------ richtig / falsch
27) ------ richtig / falsch
28) ------ richtig / falsch
29) ------ richtig / falsch
30) ------ richtig / falsch
31) ------ richtig / falsch
32) ------ richtig / falsch
33) ------ richtig / falsch
34) ------ richtig / falsch
35) ------ richtig / falsch   Testergebnis:
36) ------ richtig / falsch
37) ------ richtig / falsch
38) ------ richtig / falsch   erfolgreich _____
39) ------ richtig / falsch
40) ------ richtig / falsch
41) ------ richtig / falsch   nicht
42) ------ richtig / falsch   erfolgreich _____
43) ------ richtig / falsch
44) ------ richtig / falsch
45) ------ richtig / falsch
46) ------ richtig / falsch
47) ------ richtig / falsch
48) ------ richtig / falsch
49) ------ richtig / falsch
50) ------ richtig / falsch

Betrachten Sie nun Ihr gutes Ergebnis in diesem Test. Bitte versuchen Sie nun auf dem folgenden Fragebogen anzukreuzen, in welchem Ausmaß in Ihrem Fall folgende Gründe für Ihren Erfolg ausschlaggebend gewesen sind:

1) die Tatsache, daß ich mich sehr angestrengt habe

    genau der Grund   spielt für meinen Erfolg
    für meinen Erfolg   7--6--5--4--3--2--1 überhaupt keine Rolle

2) die Tatsache, daß die Aufgabe sehr leicht war

    genau der Grund   spielt für meinen Erfolg
    für meinen Erfolg   7--6--5--4--3--2--1 überhaupt keine Rolle

3) die Tatsache, daß ich Glück gehabt habe

    genau der Grund   spielt für meinen Erfolg
    für meinen Erfolg   7--6--5--4--3--2--1 überhaupt keine Rolle

4) die Tatsache, daß ich für diese Art von Aufgaben das Geschick und die Begabung besessen habe

    genau der Grund   spielt für meinen Erfolg
    für meinen Erfolg   7--6--5--4--3--2--1 überhaupt keine Rolle

5) wie hätten Ihrer Meinung nach die meisten anderen Menschen an Ihrer Stelle bei dieser Aufgabe abgeschnitten ?

    sehr viel besser   7--6--5--4--3--2--1 sehr viel schlechter

    Kenn-Nr.: _____

Betrachten Sie nun Ihr schlechtes Ergebnis in diesem Test. Bitte versuchen Sie nun auf dem folgenden Fragebogen anzukreuzen, in welchem Ausmaß in Ihrem Fall folgende Gründe für Ihren Mißerfolg ausschlaggebend gewesen sind:

1) die Tatsache, daß ich mich wenig angestrengt habe

   genau der Grund   spielt für meinen Miß-
   für meinen Miß-   7--6--5--4--3--2--1   folg überhaupt keine
   erfolg   Rolle

2) die tatsache, daß die Aufgabe sehr schwer war

   genau der Grund   spielt für meinen Miß-
   für meinen Miß-   7--6--5--4--3--2--1   folg überhaupt keine
   erfolg   Rolle

3) die Tatsache, daß ich kein Glück gehabt habe

   genau der Grund   spielt für meinen Miß-
   für meinen Miß-   7--6--5--4--3--2--1   folg überhaupt keine
   erfolg   Rolle

4) die Tatsache, daß ich für diese Art von Aufgaben kein Geschick und keine Begabung besessen habe

   genau der Grund   spielt für meinen Miß-
   für meinen Miß-   7--6--5--4--3--2--1   folg überhaupt keine
   erfolg   Rolle

5) wie hätten Ihrer Meinung nach die meisten anderen Menschen an Ihrer Stelle bei dieser Aufgabe abgeschnitten ?

   sehr viel besser   7--6--5--4--3--2--1   sehr viel schlechter

Kenn-Nr.: _____

Jeder Mensch wird in seinem Leben vor Probleme und Aufgaben gestellt, deren Bewältigung von einer Reihe von Gründen abhängen:

1) Manchmal sind die Aufgaben einfach. Auch Menschen, die wenig Geschick haben und unfähig sind, sind hier ohne sonderliche Anstrengung erfolgreich. Bei schwereren Aufgaben zeigen sie dann in der Regel nicht so gute Leistungen.

2) Einige Menschen sind erfolgreich, weil sie sich geradezu auf ihre Aufgaben stürzen und sich außerordentlich anstrengen, Lösungen zu finden. Dadurch sind sie imstande, mangelnde Fähigkeiten auszugleichen und Glücklosigkeit zu überwinden. Gerade, wenn die Aufgaben schwierig sind, schneiden diese Menschen gut ab. Wo sie das Interesse verlieren und sich nicht anstrengen, sind sie wahrscheinlich nicht so erfolgreich.

3) Andere Menschen lösen ihre Aufgaben erfolgreich, weil sie immer Glück hatten. Der glückliche Zufall war also immer auf ihrer Seite. Sie sind erfolgreich ohne besondere Fähigkeiten und ohne sich besonders anzustrengen. Stünden sie vor neuen Aufgaben, würden sie unter Umständen weniger gut abschneiden, selbst wenn die Aufgaben leichter wären.

4) Wieder andere Menschen sind erfolgreich, weil sie generell ein großes Geschick und eine breite Begabung haben. Diese Menschen brauchen sich auch bei schwierigen Aufgaben unterschiedlichster Art nicht sonderlich anzustrengen. Auch auf Glück sind sie nicht angewiesen. Würde man sie vor sehr schwierige Aufgaben stellen, würden sie wahrscheinlich immer wieder so gut abschneiden, weil sie generell Geschick und Begabung haben.

Bitte lassen Sie nun einmal das Ergebnis dieser Testuntersuchung außer acht. Wenn Sie mal auf Ihr bisheriges Leben zurückblicken und sich mal die Situationen und Aufgaben, in denen sie versagt haben, vergegenwärtigen und jetzt in Gedanken vor sich ablaufen lassen, worauf war dann im allgemeinen Ihr Mißerfolg zurückzuführen?

1) Auf die Tatsache, daß Sie sich in der Regel wenig angestrengt haben

   genau der Grund für meinen Miß-   7--6--5--4--3--2--1   spielt für meinen Mißerfolg überhaupt keine Rolle

2) auf die Tatsache, daß die Aufgaben in der Regel sehr schwer waren

   genau der Grund für meinen Miß-   7--6--5--4--3--2--1   spielt für meinen Mißerfolg überhaupt keine Rolle

3) auf die Tatsache, daß Sie in der Regel immer kein Glück gehabt haben

   genau der Grund für meinen Miß-   7--6--5--4--3--2--1   spielt für meinen Mißerfolg überhaupt keine Rolle

4) auf die Tatsache, daß Ihnen in der Regel immer das richtige Geschick und die richtige Begabung gefehlt hat

   genau der Grund für meinen Miß-   7--6--5--4--3--2--1   spielt für meinen Mißerfolg überhaupt keine Rolle

5) Andere Menschen an meiner Stelle hätten die Probleme in der Regel gemeistert

   trifft genau zu   7--6--5--4--3--2--1   trifft überhaupt nicht zu

Bitte lassen Sie nun einmal das Ergebnis dieser Testuntersuchung
außer acht. Wenn Sie mal auf Ihr bisheriges Leben zurückblicken und
sich mal die Situationen und Aufgaben, in denen Sie erfolgreich waren, vergegenwärtigen und jetzt in Gedanken vor sich ablaufen lassen,
worauf war dann im allgemeinen Ihr Erfolg zurückzuführen?

1) Auf die Tatsache, daß Sie sich in der Regel sehr angstrengt haben

    genau der Grund   spielt für meinen Er-
    für meinen Er-   7--6--5--4--3--2--1   folg überhaupt keine
    folg   Rolle

2) auf die Tatsache, daß die Aufgaben in der Regel sehr leicht waren

    genau der Grund   spielt für meinen Er-
    für meinen Er-   7--6--5--4--3--2--1   folg überhaupt keine
    folg   Rolle

3) auf die Tatsache, daß Sie in der Regel immer Glück gehabt haben

    genau der Grund   spielt für meinen Er-
    für meinen Er-   7--6--5--4--3--2--1   folg überhaupt keine
    folg   Rolle

4) auf die Tatsache, daß Sie in der Regel immer das richtige Geschick
   und die richtige Begabung besessen haben

    genau der Grund   spielt für meinen Er-
    für meinen Er-   7--6--5--4--3--2--1   folg überhaupt keine
    folg   Rolle

5) Andere Menschen an meiner Stelle hätten die Probleme in der Regel
   nicht gemeistert

    trifft genau zu   7--6--5--4--3--2--1   trifft überhaupt nicht zu

FRAGEBOGEN ZUR ERFASSUNG VON ATTRIBUTIONSSTILEN (FAS)

Im folgenden werden Sie gebeten, sich Situationen vorzustellen und dazu bestimmte Fragen zu beantworten. Bitte stellen Sie sich möglichst lebhaft die folgenden Situationen vor. Überlegen Sie dazu, was Sie in diesen Situationen fühlen würden und warum wohl die Situation so abläuft. Es kann mehrere Gründe dafür geben. Wir möchten Sie bitten, nur einen für Sie wichtigen Hauptgrund für den Ablauf der Ereignisse anzugeben. Bitte schreiben Sie den Grund jeweils nach jeder Situation in die vorgegebene Stelle. Beantworten Sie dann bitte einige Fragen.

Zusammenfassend möchten wir Sie bitten:

1) lesen Sie jede Situation und stellen Sie sich intensiv und lebhaft vor, sie würde Ihnen wirklich begegnen,

2) entscheiden Sie, was Ihrer Meinung und Ihrem Gefühl nach der Hauptgrund für den Ausgang der Ereignisse sein würde, wenn Sie selbst in dieser Lage wären,

3) schreiben Sie den Grund an die vorgegebene Stelle,

4) beantworten Sie die Fragen nach den Ursachen,

5) gehen Sie danach zur nächsten Situation über.

A: Sie bewerben sich für eine Stelle oder Position, an der Ihnen viel
   gelegen ist (etwa berufliche Position) und Sie bekommen die Stelle

---

1) Bitte schreiben Sie hier den Hauptgrund auf _____

2) Ist dieser Grund für das erfolgreiche Abschneiden in dieser Situation
   bei Ihnen selbst zu suchen oder liegt er bei anderen Personen oder
   Umständen? (Bitte kreuzen Sie eine Zahl an)

   die Ursache liegt allein   die Ursache liegt allein
   bei anderen Personen oder   bei mir
   Umständen

   1---------2---------3---------4---------5---------6---------7

3) Wird bei zukünftigen Bewerbungen der gleiche Grund, wie Sie ihn
   jetzt angegeben haben, wieder die Hauptrolle spielen?

   Wird keinesfalls die   Wird genau die gleiche
   gleiche Rolle spielen   Rolle spielen

   1---------2---------3---------4---------5---------6---------7

4) Ist dieser Grund etwas, was nur den Erfolg der Bewerbung beeinflußt
   oder beeinflußt er auch andere Bereiche Ihres Lebens?

   Beeinflußt nur diese   Beeinflußt alle Situa-
   spezielle Situation   tionen

   1---------2---------3---------4---------5---------6---------7

5) Wie wichtig wäre die oben genannte Situation für Sie, wenn sie wirklich eintreten würde?

   Überhaupt nicht wichtig   Außerordentlich wichtig

   1---------2---------3---------4---------5---------6---------7

B: Sie haben sich über einen längeren Zeitraum hinweg erfolglos um eine neue Stelle bemüht

----

1) Bitte schreiben Sie hier den Hauptgrund dafür auf _____

2) Ist der Grund für Ihre erfolglose Arbeitsplatzsuche auf Ihr eigenes Verschulden zurückzuführen oder auf andere Personen und Umstände?

   Gänzlich auf das Verschulden   Allein meine eigene
   anderer Leute oder Umstände   Schuld

   1---------2---------3---------4---------5---------6---------7

3) Auf bei zukünftiger Suche nach einem neuen Arbeitsplatz wird der gleiche Grund immer wieder dieselbe Rolle spielen

   Wird nicht wieder   Wird immer wieder auf-
   auftreten   treten

   1---------2---------3---------4---------5---------6---------7

4) Ist dieser Grund etwas, was nur die Arbeitsplatzsuche beinträchtigt oder beeinflußt er ebenso andere Bereiche Ihres Lebens negativ?

   Beeinflußt nur diese   Beeinflußt alle Situatio-
   spezielle Situation   nen

   1---------2---------3---------4---------5---------6---------7

5) Wie wichtig wäre die oben genannte Situation für Sie, wenn sie wirklich eintreten würde?

   Überhaupt nicht wichtig   Außerordentlich wichtig

   1---------2---------3---------4---------5---------6---------7

C: Sie treffen einen Freund, der Ihnen für Ihr gutes Aussehen Komplimente macht

---

1) Bitte schreiben Sie hier den Hauptgrund für das Kompliment auf

---

2) Liegt die Ursache für das Kompliment in Ihrer Person begründet, oder liegt der Grund bei dem Freund oder an der Gesamtsituation?

   Die Ursache liegt allein   Die Ursache liegt
   beim Freund und der Situation   allein bei mir

   1---------2---------3---------4---------5---------6---------7

3) Auch bei zukünftigen Komplimenten wird dieser Grund immer wieder die Hauptrolle spielen.

   Wird keinesfalls wieder   Wird immer wieder ge-
   die gleiche Rolle spielen   nau die gleiche Rolle
                                                spielen

   1---------2---------3---------4---------5---------6---------7

4) Ist der Grund für das Kompliment nur speziell auf Ihr Aussehen und den einen Freund oder auf Ihre Gesamtpersönlichkeit und auch andere Bekannte zurückzuführen?

   Speziell auf das Aussehen   Generell auf meine Ge-
   und den einen Freund   samtperson und auch an-
                                                dere Bekannte

   1---------2---------3---------4---------5---------6---------7

5) Wie wichtig wäre die oben genannte Situation für Sie, wenn sie wirklich eintreten würde?

   Überhaupt nicht wichtig   Außerordentlich wichtig

   1---------2---------3---------4---------5---------6---------7

D: Sie gehen zu einer Verabredung und die Zusammenkunft verläuft
   schlecht

----

1) Bitte schreiben Sie den Hauptgrund dafür auf _____

2) Liegt die Ursache für den schlechten Verlauf eher bei Ihnen oder bei
   der anderen Person oder den Umständen?

   Die Ursache liegt allein   Die Ursache liegt allein
   an der anderen Person oder   bei mir
   den Umständen

   1---------2---------3---------4---------5---------6---------7

3) Würde der gleiche Grund auch bei zukünftigen Verabredungen wieder zu
   einem schlechten Verlauf führen?

   Würde keinesfalls immer   Würde bei jeder folgen-
   wieder die gleiche Rolle   den Verabredung immer
   spielen   wieder die gleiche Rolle
                                               spielen

   1---------2---------3---------4---------5---------6---------7

4) Würde die Verabredung nur speziell mit dieser einen Person aus einem
   einzelnen Anlaß schlecht verlaufen oder generell auch andere Verabredungen mit anderen Personen in verschiedenen Situationen?

   Speziell nur mit   Generell alle Verabre-
   dieser Person   dungen ohne Rücksicht
                                               auf Person und Umstände

   1---------2---------3---------4---------5---------6---------7

5) Wie wichtig wäre die oben genannte Situation für Sie, wenn sie wirklich eintreten würde?

   Überhaupt nicht wichtig   Außerordentlich wichtig

   1---------2---------3---------4---------5---------6---------7

E: Sie lassen sich zur Kandidatur bei der Wahl des Vorsitzenden eines
   Vereines überreden und verlieren die Wahl

---

1) Bitte schreiben Sie den Hauptgrund auf _____

2) Ist der Grund, daß Sie bei der Wahl nicht akzeptiert wurden, eher
   bei Ihnen selbst zu sehen oder bei anderen Personen und den Umständen?

   Gänzlich das Verschulden   Allein meine eigene
   anderer Leute und Umstände   Schuld

   1---------2---------3---------4---------5---------6---------7

3) Wird dieser Grund auch bei möglichen weiteren Kandidaturen in der
   Zukunft auch immer wieder zu Mißerfolgen führen?

   Der gleiche Grund wird   Der gleiche Grund wird
   nicht wieder bedeutsam   in dieser Situation im-
   sein   mer bedeutsam sein

   1---------2---------3---------4---------5---------6---------7

4) Ist dieser Grund etwas, was nur den Mißerfolg bei einer Kandidatur
   bewirkt oder beeinflußt er ebenso andere Bereiche im Gesellschafts-
   leben negativ?

   Beeinflußt nur diese   Beeinflußt alle gesell-
   spezielle gesellschaft-   schaftlichen Situationen
   liche Situation

   1---------2---------3---------4---------5---------6---------7

5) Wie wichtig wäre die oben genannte Situation für Sie, wenn sie wirklich eintreten würde?

   Überhaupt nicht wichtig   Außerordentlich wichtig

   1---------2---------3---------4---------5---------6---------7

F: Sie versuchen in eine Gruppe, die Ihnen erstrebenswert scheint
   (z.B. Sportverein, Arbeits- oder Diskussionsgruppe usw.) aufgenommen
   und akzeptiert zu werden und das gelingt Ihnen

---

1) Bitte schreiben Sie den Hauptgrund auf _____

2) Ist der Grund für das Gelingen in dieser Situation bei Ihnen selbst
   zu suchen oder liegt er bei anderen Personen oder Umständen?

   Der Grund liegt allein bei   Der Grund liegt allein bei
   anderen Personen oder Um-   mir
   ständen

   1---------2---------3---------4---------5---------6---------7

3) Wird bei zukünftigen erfolgreichen Versuchen, in eine Gruppe aufgenommen zu werden, der gleiche Grund, wie Sie ihn jetzt angegeben
   haben, wieder die Hauptrolle spielen?

   Wird keinesfalls die   Wird immer genau die glei-
   gleiche Rolle spielen   che Rolle spielen

   1---------2---------3---------4---------5---------6---------7

4) Ist dieser Grund etwas, was nur zu dem Erfolg bei dem Mitgliedsver-
   such geführt hat oder beeinflußt er auch andere mitmenschlichen
   Bereiche erfolgreich?

   Beeinflußt nur diese   Beeinflußt alle Situatio-
   spezielle Situation   nen

   1---------2---------3---------4---------5---------6---------7

5) Wie wichtig wäre die oben genannte Situation für Sie, wenn sie wirklich eintreten würde?

   Überhaupt nicht wichtig   Außerordentlich wichtig

   1---------2---------3---------4---------5---------6---------7

G: Sie bekommen an Ihrem Arbeitsplatz Streit mit Ihren Arbeitskollegen

----

1) Bitte schreiben Sie den Hauptgrund hierfür auf --------------------

2) Liegt die Ursache für den Streit in Ihnen begründet oder mehr bei den Arbeitskollegen oder Umständen?

   Ursache liegt allein bei   Ursache liegt allein
   den Kollegen oder Umständen   bei mir

   1---------2---------3---------4---------5---------6---------7

3) Würde der gleiche Grund auch in Zukunft wieder zu Streitereien mit Arbeitskollegen führen?

   Würde keinesfalls immer   Würde immer wieder zum
   wieder gleichermaßen zum   Streit führen
   Streit führen

   1---------2---------3---------4---------5---------6---------7

4) Würden Sie nur an einem speziellen Arbeitsplatz nur mit bestimmten einzelnen Mitarbeitern Streit bekommen oder mit den verschiedensten Leuten, egal wer es ist und an welchem Arbeitsplatz?

   Nur mit bestimmten Leuten an   Mit allen Kollegen, egal
   einem bestimmten Arbeitsplatz   wo

   1---------2---------3---------4---------5---------6---------7

5) Wie wichtig wäre die oben genannte Situation für Sie, wenn sie wirklich eintreten würde?

   Überhaupt nicht wichtig   Außerordentlich wichtig

   1---------2---------3---------4---------5---------6---------7

H: Sie werden an Ihrem Arbeitsplatz wegen besonders guter Leistung ausgezeichnet

---

1) Bitte schreiben Sie den Hauptgrund hierfür auf _____

2) Liegt der Grund für die Auszeichnung eher bei Ihnen oder ist er durch die Hilfsbereitschaft der Kollegen oder durch glückliche Umstände zustande gekommen?

   Allein durch die Hilfsbereit-   Allein durch meine Fähig-
   schaft und glückliche Umstände   keiten

   1---------2---------3---------4---------5---------6---------7

3) Wird der gleiche Grund, den Sie jetzt angegeben haben, auch für zukünftige Auszeichnungen in Ihrem Arbeitsbereich sorgen?

   Wird bei zukünftigen Aus-   Wird immer wieder die
   zeichnungen keine Rolle   gleiche Rolle spielen
   spielen

   1---------2---------3---------4---------5---------6---------7

4) Ist der angegebene Grund nur als Ursache für den Erfolg in Ihrem speziellen Arbeitsbereich anzusehen oder gilt er generell für die erfolgreiche Bewältigung auch anderer Leistungsbereiche?

   Nur speziell für einen be-   Generell auch für andere
   stimmten Arbeitsbereich   Leistungsbereiche

   1---------2---------3---------4---------5---------6---------7

5) Wie wichtig wäre die oben genannte Situation für Sie, wenn sie wirklich eintreten würde?

   Überhaupt nicht wichtig   Außerordentlich wichtig

   1---------2---------3---------4---------5---------6---------7

NAMENVERZEICHNIS

Abramson 3,5,10,11,12,13,14,20, 119,142,143,144,146,153,165
Adams 162
Ahrens 80,89,153
Altmann 140,153
Anderberg 38,39,153
Angst 130,153
Barton 162
Beck 7,17,30,31,141,142,153, 154,166
Behar 154
Bibring 141,154
Blaney 9,123,154
Blankenburg 136,154
Bock 38,39,154
Bootzin 3,166
Borg 80,82,154
Bradley 86,129,155
Brauchli 40,155
Brehm 171
Brookshire 3,158
Buchwald 7,155
Calhoun 162
Carmone 82,159
Carroll 81,155
Chang 81,155
Chaplin 162
Clark 134,143,155,156
Cochran 95,156
Cole 155
Coombs 83,84,86,150,156
Costello 7,22,156
Coyne 155
Czernik 146,156
Davidson 82,156
de Mayo 135,159
Depue 7,18,135,156
Dewald 3,170

Dintzer 7,20,171
Eckart 81,82,89,97,110,157
Erbaugh 154
Eysenck 30,31,157
Fahrenberg 32,157
Feger 80,82,157
Feigenbaum 161
Feldhege 144,157
Fencil-Morse 162
Festinger 143,157
Fitch 128,157
Fogarty 134,169
Forgy 38,157
Fosco 3,158
Franklin 163
Freud 141,158
Friedman 154,162
Frieze 128,158,170
Frumkin 3,158
Garber 131,153,158
Gatchel 3,158
Geer 3,158
Gentile 170
Gergen 143,164
Giacolone 164
Glass 3,158
Goldman 17,164
Golin 9,131,139,158,159
Green 82,159
Greenacre 154
Greif 16,160
Gulliksen 96,159
Habbema 40,159
Hamilton 31,32,159
Hammen 135,159
Hampel 157
Harvey 131,159
Hautzinger 4,14,16,19,159,160,167

Head 154
Heider 10,129,160
Herkner 10,129,160
Hermans 159
Herrmann 20,160
Hiroto 3,160
Hoffmann 4,16,143,159,160,163
Hollon 131,158,166
Howard 81,160
Huber 136,160
Huesman 7,161
Ickes 132,161
Jacobs 3,170
Jesdinsky 161
Johnson 83,89,161
Katz 154,162
Kendall 93,94,161
Kendell 32,40,45,161
Kenneth 165
Ketterer 164
Kilpatrick-Tabak 166
Klein 3,119,162
Kovacs 166
Kozak 167
Krantz 88,162
Krauthan 144,157
Kruskal 83,162
Kubal 3,166
Kuiper 27,119,162
Kulka 170
Larson 163
Layden 132,161
Lehr 157
Lewinsohn 140,142,143,162,163
Linden 18,163
Lingoes 83,163
Litman-Adizes 143,171
Luce 86,88,163
Maier 3,4,163,167
Massermann 3,163
Medow 128,163

Mendelson 154
Messick 81,170
Metcalfe 17,164
Mitchel 162
Mock 154
Monroe 7,18,135,156
Morse 143,164
Mosteller 88,96,99,164
Müller 14,142,154,166
Nerlove 155,163,168
Orth 77,164
Overmier 3,164
Padilla 3,164
Pasahow 131,140,164
Paul 165
Paykel 40,44,45,165
Perris 130,165
Peterson 165
Proctor 3,158
Racinskas 3,165
Raps 131,165
Reed 170
Reith 136,165
Rest 170
Rizley 7,9,19,22,29,46,119,165
Rodin 3,165
Romney 155,163,168
Rosellini 167
Rosenberg 143,166
Rosenbaum 170
Roth 3,166
Rush 144,166
Sauer 14,142,166
Scheffe 166
Schönemann 82,83,86,88,89,166,167
Seitz 167
Selg 23,126
Seligman 1,4,5,6,9,11,13,14,18,19,
    22,23,24,27,76,119,120,123,125,
    131,132,133,134,135,139,140,141,
    142,148,149,151,153,160,162,163,
    164,165,167,168,170,171

Semmel 131,168
Shaeffer 159
Shepard 82,83,155,163,168
Silverman 81,160
Singer 3,158
Sixtl 88,93,94,96,168
Smolen 17,168
Snyder 129
Steinmetz 163
Steinmeyer 4,82,143,168,169
Streufert 128,169
Sweeney 159
Swenson 170
Teasdale 134,153,156,169
Tellenbach 139,170
Terrell 9,158
Terry 86,155
Testa 3,163
Thomas 3,170
Thornton 3,170
Thurstone 80,170
Torgerson 80,170
Tucker 81,170
Tukey 96,159
Van der Brock 159
Vogel 5,7,8,170
Wang 82,83,86,88,89,167
Ward 154
Weiby 161
Weiner 10,128,143,158,170,171
Weinert 157
Wittenborn 140,153
Wortman 7,20,171
Young 81,82,83,89,97,110,157,171
Zander 128,163
Zerssen,von 30,31.32.136,138,152,171
Zung 31,32,121,172

SACHVERZEICHNIS

Ätiologie 4ff,21ff
Aggregation 4ff,77ff,147
Attributionstheorie 8ff,14ff,130ff
Attributionsfragebogen 119ff
Aufgabeschwierigkeit 11,12

Beck-Depressionsfragebogen 17f
Befindlichkeitsfragebogen 29f

Clusteranalyse 38ff
   hierarchische 38ff
   nicht-hierarchische 38ff

Datentheorie 77ff
Defizite 14ff
   kognitive 14ff
   motivationale 14ff
   affektive 14ff
Depression 25ff
   endogene 25ff
   monopolare 25ff
   bipolare 25ff
   neurotische 25ff
   agitierte 25ff
   gehemmte 25ff
Depressivität 30ff
Diskriminanzanalyse 32,39,40ff
   parametrische 39,104ff
   nicht-parametrische 40ff
Dominanzmatrix 83f

Eckart-Young-Theorem 88ff
Einstellung 22f
Einzelfalldiagnostik 22ff
Erfolgssituation 27,45
Epiphänomen 21

Faktorenanalyse 32ff
Fähigkeiten 14ff
Fragebogen 29ff

Glücklosigkeit 11f
Goodness of fit 95ff

Haupteffekte 48ff
Hilflosigkeit 4ff,21,142
   gelernte 4ff
   personale 12
   universelle 12

ICD 25
Individualskalierung 80ff
Inkompetenz 93f
I-Skala 88ff

Joint space 88ff
J-Skala 88ff

Kausalattribution 4ff,22ff,141ff
   internale 4ff,22ff
   externale 4ff,22ff
   stabile 4ff,22ff
   labile 4ff,22ff
   globale 4ff,22ff
   spezifische 4ff,22ff
Klassifikation 25ff
   klinische 25ff
   operationale 29ff,44
Kognition 4ff
Kontrollmöglichkeiten 4ff
Kontroll-Ratings 29ff
Konsistenz 93ff
Konvergenz 128ff

Längsschnittuntersuchung 21ff
Leistungssituation 27ff

Mangel an
   Fähigkeiten 10,12
   Anstrengung 10,12
Metrisches Niveau 77ff,147

Neurotizismus 29ff

Paarvergleichsanalyse 93ff
Paarvergleichsmatrix 92
Prädisposition 121ff
Prämorbide Persönlichkeit 136ff,144

Rating-Skala 22,46
Reizbarkeit 29ff
Response-Outcome-Relation 6ff
Referenzsystem 77ff
Reformulation 4ff

Selbstbeurteilungsverhalten 77ff
Selbstwertgefühl 143ff
Selbstwertverlust 143ff
Skalierung 45ff,80ff
   metrische 80ff,85
   multidimensionale 80ff
Skalentyp 79ff
Skalentheorie 79ff,147
Spontanassoziation 45

Therapie 144
Treatment 45ff
Typus
   melancholicus 139ff
   manicus 139ff

Unfolding-Modell 83ff
Ursachenzuschreibung 6ff
Urteilsdifferenz 80ff

Vergleichsprozeß 73ff
   sozialer 73ff
Verhaltenstraining 144ff
Verkettung 93ff
   transitive 93ff
   intransitive 93ff
Verstärkerdefizit 141ff

Wertsystem 128ff

Zuverlässigkeit 89ff